读经典 学养生

寿世青编

SHOU SHI QING BIAN

清 尤乘 著

主编 林燕 李建

中国医药科技出版社

内容提要

《寿世青编》是清代医家尤乘编撰的一部养生学著作。全书共分两卷，主要介绍了未病先防的养生思想，以及饮食起居、四时调摄、劳逸情志、气功、按摩、药物炮制方法、病后的食疗方、饮食宜忌等内容。本书内容丰富，并附有注释，适合中医药养生爱好者参考阅读。

图书在版编目（CIP）数据

寿世青编 /（清）尤乘著；林燕，李建主编. — 北京：中国医药科技出版社，2017.7

（读经典　学养生）

ISBN 978-7-5067-9151-9

Ⅰ. ①寿…　Ⅱ. ①尤…　②林…　③李…　Ⅲ. ①养生（中医）– 中国 – 清代　Ⅳ. ①R212

中国版本图书馆CIP数据核字(2017)第052364号

寿世青编

美术编辑　陈君杞
版式设计　大隐设计

出版　中国医药科技出版社
地址　北京市海淀区文慧园北路甲 22 号
邮编　100082
电话　发行：010-62227427　邮购：010-62236938
网址　www.cmstp.com
规格　787 × 1092mm 1/32
印张　7 1/4
字数　87 千字
版次　2017 年 7 月第 1 版
印次　2017 年 7 月第 1 次印刷
印刷　北京九天众诚印刷有限公司
经销　全国各地新华书店
书号　ISBN 978-7-5067-9151-9
定价　16.00 元

丛书编委会

本书编委会

出版者的话

中医养生学有着悠久的历史和丰富的内涵，是中华优秀文化的重要组成部分。随着人们物质文化生活水平的不断提高，广大民众越来越重视健康，越来越希望从中医养生文化中汲取对现实有帮助的营养。但中医学知识浩如烟海、博大精深，普通民众不知从何入手。为推广普及中医养生文化，系统挖掘整理中医养生典籍，我社精心策划了这套“读经典 学养生”丛书，从浩瀚的中医古籍中撷取20种有代表性、有影响、有价值的精品，希望能满足广大读者对养生、保健、益寿方面知识的需求和渴望。

为保证丛书质量，本次整理突出了以下特点：①力求原文准确，每种古籍均遴选精善底本，加以严谨校勘，为读者提供准确的原文；②每本书都撰写编写说明，介绍原著作者情况，该书主要内容、阅读价值及其版本情况；③正文按段落注释疑难字词、中医术语和各种文化常识，便于现代读者阅读理解；④每本书都配有精美插图，让读者在愉悦的审美体验中品读中医养生文化。

需要提醒广大读者的是，对古代养生著作中的内容我们也要有去粗取精、去伪存真的辩证认识。“读经典 学养生”丛书涉及大量的调养方剂和食疗方，其主要体现的是作者在当时历史条件下的养生方法,而中医讲究辨证论治、因人而异，因此，读者切不可盲目照搬，一定要咨询医生针对个体情况进行调养。

中医养生文化博大精深，中国医药科技出版社作为中央级专业出版社，愿以丰富的出版资源为普及中医药文化、提高民众健康素养尽一份社会责任，在此过程中，我们也期待读者诸君的帮助和指点。

中国医药科技出版社

2017年3月

总序

养生（又称摄生、道生）一词最早见于《庄子》内篇。所谓生，就是生命、生存、生长之意；所谓养，即保养、调养、培养、补养、护养之意。养生就是根据生命发展的规律，通过养精神、调饮食、练形体、慎房事、适寒温等方法颐养身心、增强体质、预防疾病、保养身体，以达到延年益寿的目的。纵观历史，有很多养生经典著作及专论对于今天学习并普及中医养生知识，提升人民生活质量有着重要作用，值得进一步推广。

中医养生，源远流长，如成书于西汉中后期我国现存最早的医学典籍《黄帝内经》，把养生的理论和方法叫作“养生之道”。又如《素问·上古天真论》云：“上古之人，其知道者，法于阴阳，和于术数，食饮有节，起居有常，不妄作劳，故能形与神俱，而尽终其天年，度百岁乃去。”此处的“道”，就是养生之道。

需要强调的是，能否健康长寿，不仅在于能否懂得养生之道，更为重要的是能否把养生之道贯彻应用到日常生活中去。

此后，历代养生家根据各自的实践，对于“养生之道”都有着深刻的体会，如唐代孙思邈精通道、佛之学，广集医、道、儒、佛诸家养生之说，并结合自己多年丰富的实践经验，在《千金要方》《千金翼方》两书中记载了大量的养生内容，其中既有“道林养性”“房中补益”“食养”等道家养生之说，也有“天竺国按摩法”等佛家养生功法。这些不仅丰富了养生内容，也使得诸家传统养生法得以流传于世,在我国养生发展史上,具有承前启后的作用。

宋金元时期，中医养生理论和养生方法日益丰富发展，出现了众多的养生专著，如宋代陈直撰《养老奉亲书》，元代邹铉在此书的基础上继增三卷，更名为《寿亲养老新书》，其特别强调了老年人的起居护理,指出老年之人，体力衰弱，动作多有不便，故对其起居作息、行动坐卧，都须合理安排，应当处处为老人提供便利条件，细心护养。在药物调治方面，老年人气色已衰，精神减耗，所以不能像对待年轻人那样施用峻猛方药。其他诸如周守忠的《养生类纂》、李鹏飞的《三元参赞延寿书》、王珪的《泰定养生主论》等，也均为养生学的发展做出了不同程度的贡献。

明清之际，先后出现了很多著名养生学家和专著，进一步丰富和完善了中医养生学的内容，如明代高濂的《遵生八笺》从气功角度提出了养心坐功法、养肝坐功法、养脾坐功法、养肺坐功法、养肾坐功法，又对心神调养、四时调摄、起居安乐、饮馔服食及药物保健等方面做了详细论述，极大丰富了调养五脏学说。清代尤乘在总结前人经验的基础上编著《寿世青编》一书，在调神、饮食、保精等方面提出了养心说、养肝说、养脾说、养肺说、养肾说，为五脏调养的完善做出了一定贡献。在这一时期，中医养生保健专著的撰辑和出版是养生学史的鼎盛时期，全面地发展了养生方法，使其更加具体实用。

综上所述，在中医理论指导下，先哲们的养生之道在静神、动形、固精、调气、食养及药饵等方面各有侧重，各有所长，从不同角度阐述了养生理论和方法，丰富了养生学的内容，强调形神共养、协调阴阳、顺应自然、饮食调养、谨慎起居、和调脏腑、通畅经络、节欲保精、益气调息、动静适宜等，使养生活动有章可循、有法可依。例如，饮食养生强调食养、食节、食忌、食禁等；药物保健则注意药养、药治、药忌、药禁等；传统的运动养生更是功种繁多，如动功有太极拳、八段锦、易筋经、五禽戏、保健功等，静功有放松功、内养功、强壮功、意气功、真气运行法等，动静结合功有空劲功、形神桩等。无论选学哪种功法，只要练功得法，持之以恒，都可收到健身防病、益寿延年之效。针灸、按摩、推拿、拔火罐等，也都方便易行，效果显著。诸如此类的方法不仅深受我国人民喜爱，而且远传世界各地，为全人类的保健事业做出了应有的贡献。

本套丛书选取了中医药学发展史上著名的养生专论或专著，加以句读和注解，其中节选的有《黄帝内经》《备急千金要方》《千金翼方》《闲情偶寄》《遵生八笺》《福寿丹书》，全选的有《摄生消息论》《修龄要指》《摄生三要》《老老恒言》《寿亲养老新书》《养生类要》《养生类纂》《养生秘旨》《养性延命录》《饮食须知》《寿世青编》《养生三要》《寿世传真》《食疗本草》。可以说，以上这些著作基本覆盖了中医养生学的内容，通过阅读，读者可以在品味古人养生精华的同时，培养适合自己的养生理念与方法。

当然，由于这些古代著作成书年代所限，其中难免有些糟粕或者不合时宜之处，还望读者甄别并正确对待。

翟双庆

2017 年 3 月

编写说明

《寿世青编》为清代医家尤乘编撰的一部养生学著作。尤乘，清代医学家，生卒年代不详，字生洲，号无求子，江苏吴县（今江苏苏州）人。他幼年习儒，涉猎方书，其表伯邢层峰为世医，常往请教。后师从李中梓（1588~1655），得其亲传，又遍访名医，并诣京城名师学习针灸，曾任太医院御前侍直，三年后辞官归乡，与同学蒋仲芳共设诊所，施济针药。他不仅有丰富的医疗实践经验，而且在中医理论文化研究方面也成绩卓著。著有《寿世青编》上、下两卷。《寿世青编》在清康熙六年（1667）以附于丛书《士材三书》的形式刊刻问世，后来独立成书，取名《寿世青编》，又名《寿世编》，寓有为世人增寿之意。

尤乘的养生学术思想主要体现在《寿世青编》一书中。《寿世青编》分上、下两卷，共

35篇养生专论。上卷论养生，载“勿药须知”“疗心法言”等养生专论，以五脏养生为核心，加之饮食起居、养生功法等内容全面论述；下卷论既病服药之法，载有“服药须知”“服药有法”等内容，论述服药却病宜忌，并录入“调理服食法”食疗方数首，以为保身者之助。全书从人体养生全过程出发，全面论述了养生、保健的必备知识，其核心内容，即未病先防。书中广泛收集了《内经》以及老子、庄子、孙思邈、刘河间等各家养生论述，结合儒、释、道的养生内容，从饮食起居、四时调摄、劳逸情志、疾病预防及治疗、气功、按摩等多个方面，较全面地论述了养生保健、却病延年的思想及方法。

编者

2017年3月

目录

卷上

卷下

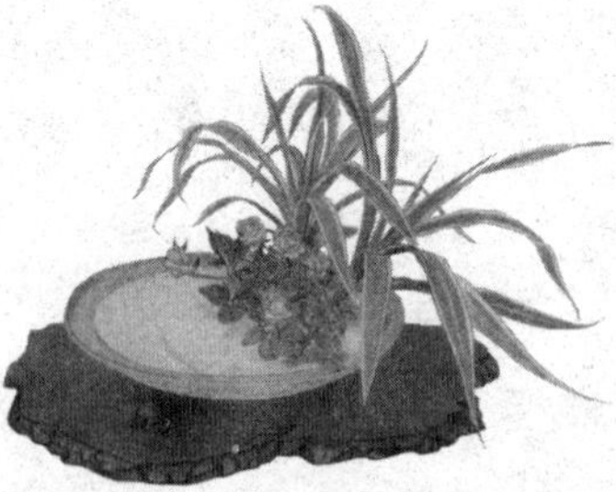

卷上 勿药须知

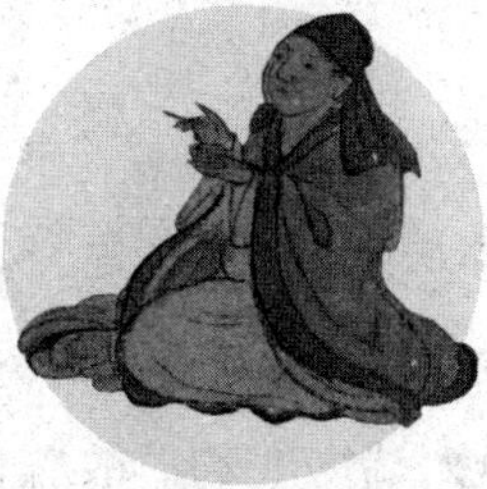

臞仙[①]曰：古神圣之医，能疗人之心，预使不至于有疾。今之医者，惟知疗人之疾，而不知疗人之心，是犹舍本而逐末也。不穷其源而攻其流，欲求疾愈，安可得乎？殊不知病由心生，孽由人作。佛氏[②]谓一切唯心造，良不诬矣。所以人之七情[③]内起，正性颠倒，以致大疾缠身，诚非药石所能治疗。

注

①臞（qú）仙：旧时借称身体清瘦而精神矍铄的老人。此处指朱权（1378~1448），明太祖第

十七子，自号臞仙，又号大明奇士、涵虚子、丹丘先生。撰有《臞仙活人心书》《乾坤生意秘蕴》《寿域神方》《天皇至道太清玉山》等书。

②佛氏：即“释氏”，指佛教。

③七情：即喜、怒、忧、思、悲、恐、惊七种情志变化。

盖药能治五行生克[1]之色身，不能治无形之七情；能治七情所伤之气血，不能治七情忽起忽灭、动静无端之变幻。故臞仙又曰：医不入刑官[2]之家，药不疗不仁者之疾。盖福有所主，祸有所司，报复之机，无一不验。因有天刑之疾，自戕[3]之疾。其天刑之疾，由夙世今生所积过愆[4]，天地谴之，以致斯疾，此孽原于心也；其自戕之疾者，风寒暑湿之所感，酒色性气之所伤，六欲[5]七情生于内，阴阳二气攻于外，此病生于心也。

注

①五行生克：五行，即木、火、土、金、水五种物质及其运动变化。五行生克指五行间存在着动态有序的相互资生和相互制约的关系。

②刑官：对人施刑的官员。

③戕（qiāng）：伤害。
④愆（qiān）：罪过，过失。
⑤六欲：传统养生学术语，指生、死、耳、目、口、鼻之欲。佛教则谓色欲、形貌欲、威仪姿态欲、言语音声欲、细滑欲、人想欲为六欲。

《仙经》[1]曰：炼精化气，炼气化神，炼神还虚。噫！将从何处炼乎？总不出于心耳。故凡思虑伤心，忧悲伤肺，忿怒伤肝，饮食伤脾，淫欲伤肾。药之所治，只有一半，其一半则全不系药力，唯要在心药也。

注

①《仙经》：泛指道教修仙的经典书籍。

或曰：何谓心药？予引林鉴堂诗曰：自家心病自家知，起念还当把念医，只是心生心作病，心安哪有病来时？此之谓心药。以心药治七情内起之病，此之谓疗心。予考历代医书之盛，汗牛充栋，反覆详明，其要主于却疾。

然《内经》[1]有一言可以蔽之，曰“不治已病治未病”是也。治有病不若治于无病，疗身不若疗心。吾以为使人疗，尤不若先自疗也。

注

①《内经》：即《黄帝内经》。

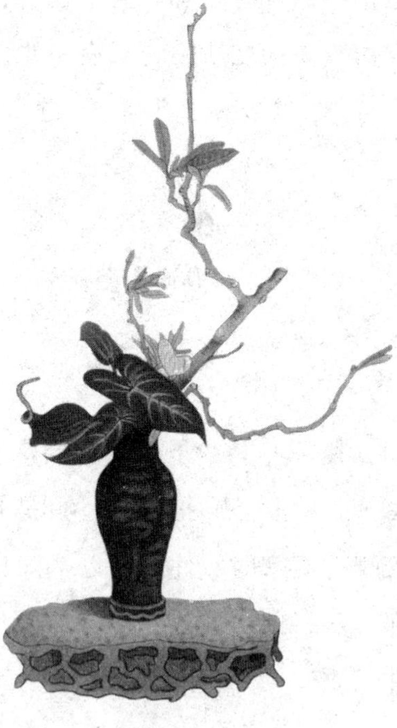

卷上 疗心法言

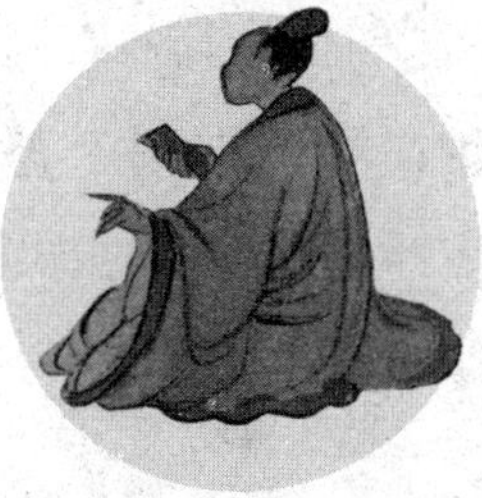

《素问·天真论》[①]曰：恬淡虚无，真气从之，精神内守，病安从来？

注

①《素问·天真论》：《素问》是我国现存最早的中医经典著作《黄帝内经》的一部分，作者佚名，一般谓战国及秦汉时人总结而成，今本二十四卷，八十一篇。所述内容十分丰富，包括阴阳五行、脉象气血、腧穴针道、病因病机、各种病证、诊法治则、预防养生、运气学说等，较为详尽地论述了人体生理、病理、诊断、治疗等有关内容，突出阐发了古代的哲学思想，强调了人体内外统

一的整体观念，成为中医基本理论的渊源。《素问·天真论》即《素问·上古天真论》。

老子[1]曰：人生以百年为限，节护乃至千岁。如膏之小炷[2]与大炷耳。人大言，我小语；人多烦，我少记；人悖怖，我不怒。淡然无为，神气自满。此长生之药。

注

①老子：姓李，名耳，字伯阳，谥曰聃，世称“老君”“太上老君”。春秋时期的思想家，道家学派的创始人，后被尊为道教教主。著有《道德经》，即《老子》。

②炷（zhù）：灯芯。

刘河间[1]曰：形者生之舍也，气者生之元也，神者生之制也。形以气充，气耗形病；神依气立，气合神存。修真之士，法于阴阳，和于术数，持满御神，专气抱一。以神为车，以气为马，神气相合，可以长生。又曰：全生之术，形气贵乎安，安则有伦而不乱。精神贵乎保，保则有要而不耗。故保养之道，初不离乎形、气、精、神。

注

①刘河间：即刘完素（约 1120~1200），金代著名医学家，金元四大家之一，字守真，号通玄处士，注重养生，著有《摄生论》等多种医学养生著作。

达摩[1]曰：心不缘境，住在本源。意不流散，守于内息。神不外役，免于劳伤。人知心即气之主，气即形之根。形者气之宅，神形之具，令人相因而立。若一事有失，即不合于至理，可能久立焉？

老子曰：不见可欲，使心不乱。

注

①达摩：即菩提达摩（？ ~528 或 536）。南天竺僧人。南朝宋末来华，为中国禅宗始祖。相传曾在嵩山少林寺面壁九年，对中国静功的发展及少林武术有较大贡献。

《直指》[1]曰：清谓清其心源[2]，静谓静其气海。心源清则外事不能扰，性定而神明；气海静则邪欲不能作，精全而体实。

注

①《直指》：即《性命真源直指》的简称，清朝薛心香著，闵小艮勘定。作者为北宗龙门派十二代弟子，师事闵小艮十年，尽得火符之秘，性命真谛，故其立论精简高明，直指玄机。

②心源：内丹术语，指元神。

《指归》[1]曰：游心于虚静，结志于微妙，委虑于无欲，指归于无为。故能达生延命，与道为久。

注

①《指归》：即《指归集》，宋朝吴悮撰。该书专叙外丹修炼。

《妙真经》[1]曰：人常失道，非道失人。人常去生，非生去人。故养生者，慎勿失道；

为道者，慎勿失生。使道与生相守，生与道相保。

注

①《妙真经》：为老子的三部著作之一，《道教义枢》曰："尹生所授者，唯《道德》《妙真》《西升》等五卷。此书已佚，但《敦煌道藏——无上秘要》中曾引用《妙真经》佚文。

《元道真经》[①]曰：生可冀也，死可畏也。草木根生，去土则死。鱼鳖沉生，去水则死。人以形生，去气则死。故圣人知气之所在，以为身宝。

注

①《元道真经》：《太清元道真经》的简称，经分上、中、下三篇。据本书跋文，为唐代人所作。

《仙经》[①]曰：精气神为内三宝，耳目口为外三宝。常令内三宝不逐物而流，外三宝不诱中而扰。

又曰：毋劳尔形，毋摇尔精。归心静默，

可以长生。

注

①《仙经》：即《文昌大洞仙经》。

《定观经》[1]曰：惟令定心之上，豁然无覆；定心之下，旷然无塞。旧孽日销，新孽不造，无所挂碍，迥脱尘病。

又曰：唯灭动心，不灭照心。但凝空心，不凝住心。

注

①《定观经》：指《定观经约解》，清朝李涵虚著。全书主旨叙述息心除念、定慧双修的定观大法。

纯阳祖师[1]曰：老人于十二时中，行住坐卧，一切动中，要把心似泰山，不摇不动，谨守四门，眼耳鼻口，不令内入外出。此名养寿，要紧。

注

①纯阳祖师：八仙之一，原名吕洞宾，名岩，字洞宾，号纯阳子，自称回道人，世称吕祖或纯阳祖师，山西永济人。

《真人大计》曰：奢懒者寿，悭靳[1]者夭，放散劬[2]劳之异也。田夫寿，膏粱夭，嗜欲多少之验也。处士少疾，游子多患，事务简烦之殊也。故俗人竞利，道士罕营。

注

①悭靳（qiān jìn）：吝啬，吝惜。
②劬（qú）：劳苦，劳累，勤劳。

《唐书》[1]曰：多记损心，多言耗气。心气内损，形神外散，初虽不觉，久则为弊。

注

①《唐书》：此处指《新唐书》，宋朝宋祁、欧阳修等撰，二百二十五卷，是记载唐代历史的纪传体史书。

《元始真经》[1]曰：喜怒损性，哀乐伤神，性损则害生，故养性以全气，保神以安身。气全体平，身安神逸。此全生之诀也。

注

①《元始真经》：即《元始天尊说生天得道真经》，不著撰者何人，一卷，收入《道藏》。

《洞神经》[1]曰：养生以不损为延年之术，不损以为有补卫生之经。

注

①《洞神经》：道家养生著作。包含有《妙真经》《真人大计》《小有经》等。

《天真论》[1]曰：外不劳形于事，内无思想之患。以恬愉为务，以自得为功。形体不敝，精神不散。

注

①《天真论》：即《黄帝内经·素问》的第一篇，全名为"上古天真论篇第一"。

《庄子》[1]曰：能遵生者，虽富贵，不以养伤身，虽贫贱，不以利累形。又曰：吾生也有涯，而智也无涯，以有涯逐无涯，殆矣已而。为智者，殆而已矣。

注

①《庄子》：即《南华经》。战国时期庄子及其后学所著。是继老子《道德经》之后，道家学派的又一部代表著作。

《秋声赋》[1]云：奈何思其力之所不及，忧其智之所不能。宜其渥[2]然丹者为槁木，黟[3]然黑者为星星，此士大夫通患也。

又曰：百忧感其心，万事劳其形。有动于中，必摇其精。人常有多思多忧之患，方壮遽[4]老，方老遽衰。反此亦长生之法。

注

①《秋声赋》：宋朝欧阳修撰写。欧阳修（1007~1072），字永叔，号醉翁，晚号六一居士，北宋著名的文学家、史学家，唐宋八大家之一。有《欧阳文忠集》。

②渥（wò）：沾润，浓郁。渥丹指红而有光泽。

③黟（yī）：黑色。

④遽（jù）：急，骤然。

孙思邈[1]曰：多思则神殆，多念则智散，多欲则智昏，多事则劳形，多言则气乏，多笑则伤藏，多愁则心慑，多乐则语溢，多喜则妄错昏乱，多怒则百节不定。

注

①孙思邈：唐代医学家和药物学家，被后人誉为药王。出生于北周时代，生于581年，卒于682年，著有《千金要方》《千金翼方》《摄生真录》等书。

《小有经》曰：才所不胜而强思之，伤也；力所不任而强举之，伤也；深忧而不解，重喜而不释，皆伤也。

《淮南子》[1]曰：太喜坠阳，太怒破阴，是以君子有节焉。

注

①《淮南子》：又名《淮南鸿烈》，西汉淮南王刘

安及其门客所撰，以道家思想为主，间有儒、法、阴阳家之言，是战国至汉初黄老之学理论体系的代表作。全书著录内二十一篇，外三十三篇。今存内二十一篇。

《玄珠》[1]曰：起居不节，用力过度，则脉络伤，伤阳则衄血[2]，伤阴则下血[3]。

注

①《玄珠》：即《玄珠心镜注》。唐朝真一子注。主张守虚无，至闲淡，事归一，神通自灵，反璞归真。

②衄（nǜ）血：凡血液不循经脉运动而溢于口、鼻、眼、耳诸窍的称衄血。

③下血：指便血，泛指人体下部出血。

《书》[1]曰：行走勿语，伤气，语多则住而再语。笑多则肾转腰疼。

注

①《书》：即《尚书》，汉代尊为经，被称为《书经》，是儒家五经之一。

《神仙传》[1]曰：养寿之道，但莫伤之而已。

《素问》曰：食饮有节，起居有常，不妄作劳，故能形与神俱，而尽终其天年。

注

①《神仙传》：东晋葛洪所著，集录了中国古代传说中的92位仙人的故事。

《真训》曰：眼者身之镜，耳者体之牖[1]，视多则镜昏，听众则牖闭。面者神之庭，发者脑之华，心悲则面焦，脑减则发素。精者体之神，明者神之宝，劳多则精散，营竟则明消。

注

①牖（yǒu）：窗户。

《妙真经》曰：视过其目者明不居，听过其耳者精不守，爱过其心者神不居，牵过于利者动则惧。

《真诰》[1]曰：镜以照面，智以照心，镜明则尘垢不染，智明则邪恶不生。

注

①《真诰》：南朝齐梁时期著名道教学者陶弘景编纂整理的一部道书。《正统道藏》收此书，分十二卷，其中有许多上清派修炼养生的秘诀，至今仍有借鉴意义。

《阴符经》[1]曰：淫声美色，破骨之斧锯也。世之人不能秉灵烛以照迷情，持慧剑以割爱欲。流浪生死之海，害生于恩也。

注

①《阴符经》：托名黄帝著。道教的重要经典，以阴阳五行理论，论述人体内气，主张因机而动，不违背自然进行修身养性。

《河图帝视萌》[1]曰：侮天地者凶，顺天时者吉。春夏乐山高处，秋冬居卑深藏，吉利多福，寿考无穷。

注

①《河图帝视萌》：日本学者安居香山、中村璋八辑的《纬书集成》中"河图编"收录此书。所有内容同本文所引。

《西山记》[1]曰：一体之盈虚消息，皆通乎天地，应乎万类，和之于始，和之于终，静神灭想，生之道也。

注

①《西山记》：即《西山群仙会真记》，唐朝施肩吾撰，李竦编。一集五卷，取五行正体之数，每卷五篇，应一气纯阳之义，演说玄机，发明钟吕太上至言。

《卫生诀》[1]云：凡人一日一夜，一万三千五百息，未尝休息。减之一息则寒，加之一息则热。脏腑不和，诸疾生焉。故元气在保养，谷神在守护。

注

①《卫生诀》：即《卫生真诀》，明朝罗洪先编著，共二卷。记载了运气口诀、导引要法、丹药炼法及四十九方等内容。

吕洞宾[1]曰：寡言语以养气，寡思虑以养神，寡嗜欲以养精。精生气，气生神，神自灵也。是故精绝则气绝，气绝则命绝也。是故精气神，人身之内三宝也。

注

①吕洞宾：即纯阳祖师。

《齐丘子》[1]曰：乔松所以能凌霜雪者，藏正气也；美玉所以能犯烈火者，蓄至精也。是以大人昼运灵旗，夜录神芝，觉所不觉，思所不思，可以冬御风而不寒，夏御火而不热。故君子藏正气，可以远鬼神，伏奸佞。蓄至精者，可以保生灵，跻福寿，是以贵乎养气也。

注

①《齐丘子》：道家养生著作，五代谭峭撰写，思想本于老子和庄子。

《素问》曰：谨和五味，骨正筋柔，气血以流，腠理[1]以密，长有天命。

又曰：食风者灵而延寿算，食谷者多智而

劳形神，食草者痴愚而力足，食肉者勇鄙而多嗔，服气者常存而得道。

注

①腠（còu）理：中医指皮肤的纹理和皮下肌肉之间的空隙。

《传》[1]曰：杂食者，百病妖邪所钟。所食愈少，心愈开，年愈益；所食愈多，心愈塞，年愈损焉。所以服气者千年不死，故身飞于天；食谷者千百皆死，故形归于地。

注

①《传》：所指为何，不详。

白玉蟾[1]曰：薄滋味以养气，去嗔怒以养性，处卑下以养德，守清静以养道。

注

①白玉蟾：南宋时期道士，内丹理论家。原名葛长庚，字如晦、紫清、白叟，号海琼子、海南翁、武夷散人、神霄散吏。

学山[1]曰：食饮有节，脾土不泄；调息寡言，肺金自全；动静以敬，心火自定；宠辱不惊，肝木自宁；恬然无欲，肾水自足。

注

①学山：我国古代称“学山”的有五人，此处未详指何人。

益州老人[1]曰：凡欲身之无病，必须先正其心，使其心不乱求，心不狂思，不贪嗜欲，不着迷惑，则心君泰然矣。心君泰然，则百骸四体虽有病不难治疗。独此心一动，百患为招，即扁鹊、华佗在旁，亦无所措手乎。

注

①益州老人：疑为“益州老父”，道教仙人。

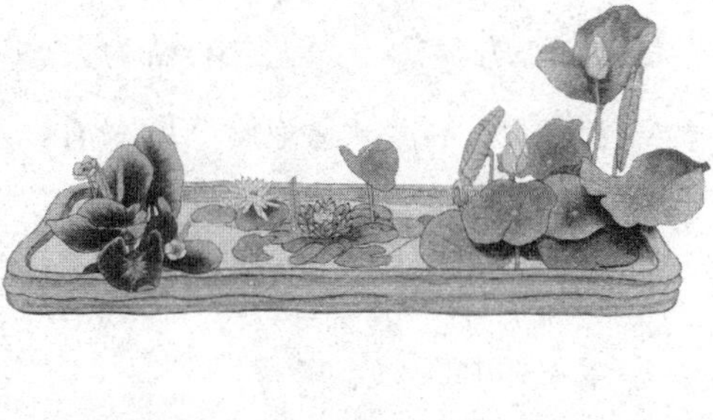

卷上

林鉴堂安心诗

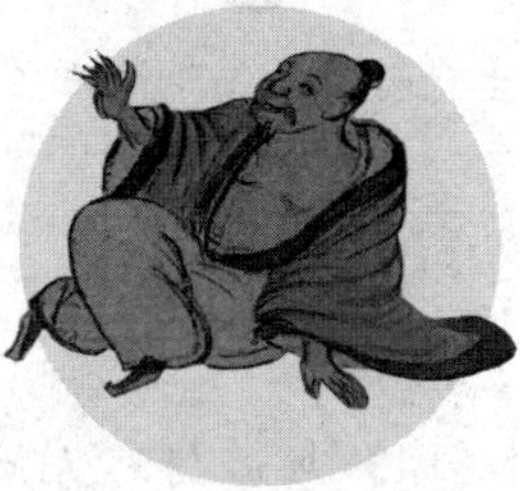

我有灵丹一小锭，能医四海群迷病。
些儿吞下体安然，管取延年兼接命。
安心心法有谁知？却把无形妙药医。
医得此心能不病，翻身跳入太虚[1]时。
念杂由来业障[2]多，憧憧扰扰竟如何？
驱魔自有玄微诀，引入尧天[3]安乐窝。
人有二心方显念，念无二心始为人。
人心无二浑无念，念绝悠然见太清[4]。
这也了时那也了，纷纷攘攘皆分晓。
云开万里见清光，明月一轮圆皎皎。

四海遨游养浩然，心连碧水水连天。

津头[5]自存渔郎问，洞里桃花日日鲜。

注

①太虚：浩瀚宇宙的虚空。

②业障：佛教指妨碍修行的罪恶。

③尧天：传说尧在位七十年，寿逾百岁，天下太平，故用“尧天”比喻天下太平的好时代。

④太清：道家丹术术语，指丹田。

⑤津头：渡口。

《性理》[1]曰：夫人之心，皆明镜也，圣人特不尘之耳。夫人之心，皆止水也，圣人特不波之耳。又朱晦庵[2]曰：学者常要提醒此心，惺惺不昧，如日中天，群邪自息，同一旨也。

注

①《性理》：即《性理大全》，明朝胡广等奉敕编辑的哲学文献汇编。

②朱晦庵：指朱熹（1130~1200），南宋著名哲学家、教育家。晚年喜好丹道之秘。

卷上 养心说

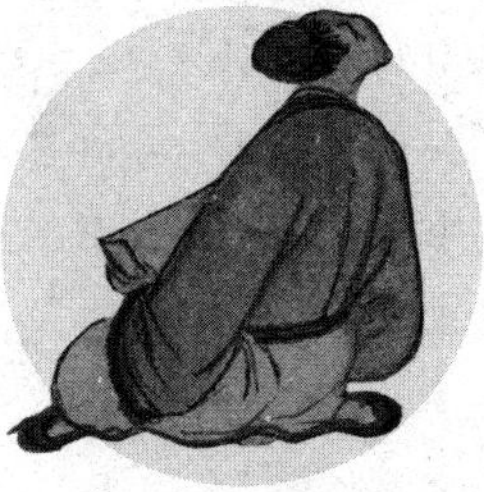

夫心者，万法之宗，一身之主，生死之本，善恶之源，与天地而可通，为神明之主宰，而病否之所由系也。

盖一念萌动于中，六识[①]流转于外，不趋乎善，则五内[②]颠倒，大疾缠身。若夫达士则不然，一真澄湛，万祸消除。

注

①六识：佛教用语，指眼、耳、鼻、舌、身、意“六根”对六境生起的见、闻、嗅、味、触、思虑等作用的眼识、耳识、鼻识、舌识、身识、意识。

②五内：内炼名词，指人体五脏。

老子曰：夫人神好清而人扰之，人心好静而欲牵之。常能遣其欲而心自静，澄其心而神自清，自然六欲[1]不生，三毒[2]消灭。

注

①六欲：传统养生学术语，指生、死、耳、目、口、鼻之欲。佛教则指色欲、形貌欲、威仪姿态欲、言语音声欲、细滑欲、人想欲。

②三毒：内炼名词，指阻碍修道的三种因素：身业、意业、口业。也泛指一切身心活动。

孟子曰：养心莫善于寡欲。所以妄想[1]一病，神仙莫医。正心之人，鬼神亦惮，养与不养故也。目无妄视，耳无妄听，口无妄言，心无妄动。贪嗔痴爱，是非人我，一切放下。未事不可先迎，遇事不宜过扰。既事不可留住，听其自来，应以自然，任其自去，忿懥[2]恐惧，好乐忧患，皆得其正，此养之法也。

注

①妄想：内丹术术语，即妄心。练功过程中的杂念。

②懥（zhì）：愤怒。

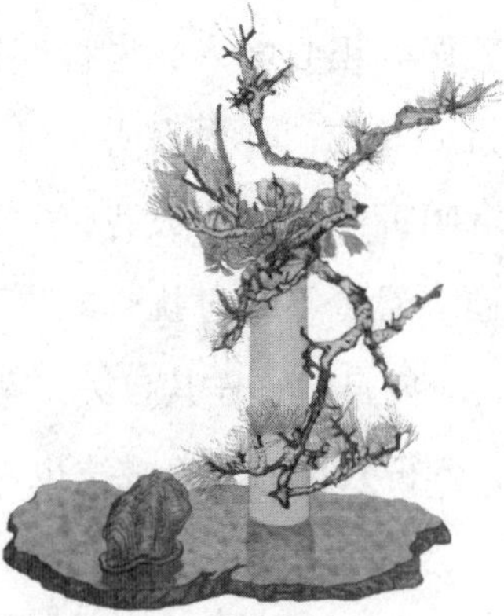

卷上 养肝说

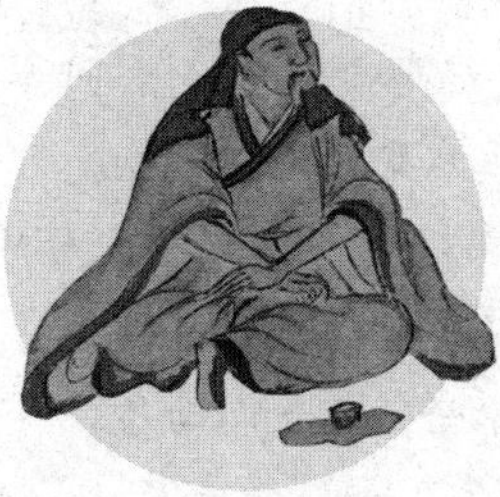

夫肝者，魂[1]之处也，其窍在目，其位在震[2]，通于春气，主春升发动之令也。然木能动风，故《经》[3]曰：诸风掉眩，皆属于肝。又曰：阳气者，烦劳则张，精绝，辟积于夏，使人煎厥[4]。设气方升，而烦劳太过，则气张于外，精绝于内。春令邪辟之气，积久不散，至夏未痊，则火旺而真阴[5]如煎，火炎而虚气逆上，故曰煎厥。

注

①魂：指人的精灵、灵魂。《灵枢·本神》说："随

神往来谓之魂。”魂属于精神意识活动的一部分，是以肝气为基础的。

②震：《周易》八卦之一。卦形为☳，取象为雷，主动，主升发。震卦象征东方，是主宰大自然生机的元气，与四季中的春季相应，旺于春季，使万物生长。

③《经》：指《黄帝内经·素问》，此段出自第七十四篇《至真要大论》。

④煎厥：病证名。指阳气亢盛，煎灼阴精引起的气逆昏厥的病证。

⑤真阴：内丹术语，指肾间动气。

按《脉解论》曰：肝气失治，善怒者，名曰煎厥。戒怒养阳，使生生之气，相生于无穷。又曰：大怒则形气绝，而血菀[①]于上，使人薄厥[②]菀结也。怒气伤肝，肝为血海，怒则气上，气逆则绝，所以血菀上焦，相迫曰薄，气逆曰厥，气血俱乱，故曰薄厥。积于上者，势必厥而吐也。薄厥者，气血之多而盛者也。所以肝藏血，血和则体泽，血衰则枯槁，故养肝之要在乎戒忿，是摄生[③]之第一法也。

注

①菀（yù）：同“郁”，积聚。

②薄厥：病证名。指大怒而气血上逆所致的昏厥病证。

③摄生：即养生。

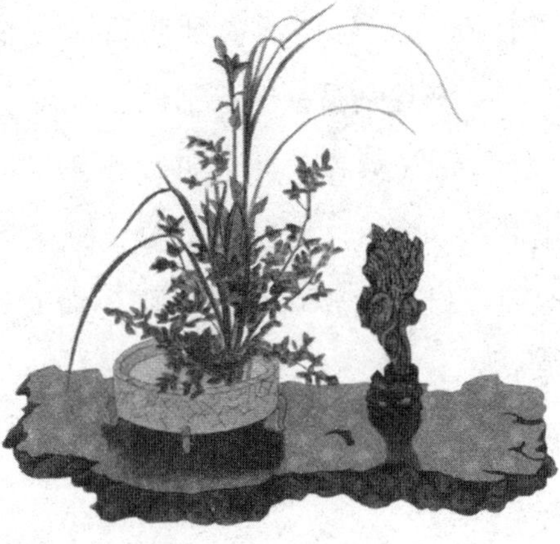

卷上 养脾说

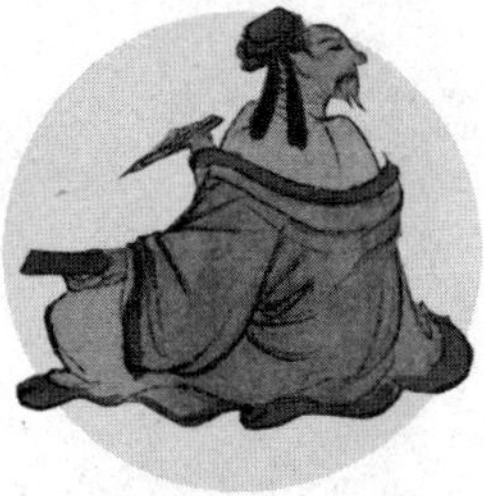

脾者，后天之本，人身之仓廪①也。脾应中宫之土，土为万物之母。如婴儿初生，一日不再食则饥，七日不食则肠胃涸绝而死。《经》②曰：安谷则昌，绝谷则亡。盖谷气入胃，洒陈六府③而气至和，调五脏而血生，而人资以为生者也。然土④恶湿而喜燥，饮不可过，过则湿而不健；食不可过，过则壅滞而难化，病由是生矣。

注

①仓廪（lǐn）：粮食仓库。

②《经》：据校查，此《经》不是《黄帝内经》，而是《古今医统大全》，其中卷二十三“脾胃门”有“安谷则昌，绝谷则亡”。

③六府：即六腑，是胆、胃、小肠、大肠、膀胱、三焦的总称。

④土：指脾土，以脾所对应的五行土来代指脾。这是传统养生学中的一种特殊的表达方式。又如以木代肝，以火代心，以水代肾，以金代肺等。

故饮食所以养生，而贪嚼无厌，亦能害生。《物理论》[①]曰：谷气胜元气，其人肥而不寿。养性之术，常令谷气少则病不生。谷气且然，矧[②]五味餍饫[③]为五内害乎！甚而广搜珍错，争尚新奇，恐其性味良毒，与人脏腑宜忌，尤未可晓。故西方圣人使我戒杀茹素[④]，本无异道。人能戒杀则性慈而善念举，茹素则心清而肠胃厚。无嗔无贪，罔[⑤]不由此。外考[⑥]禽兽肉食，谷者宜人，不可不慎。

注

①《物理论》：魏晋之际的哲学著作，作者杨泉。《隋书·经籍志》记载有十六卷，是杨泉关于天文地理、人生、医药、农业等方面的研究著作，

书中坚持气一元论的观点，探讨了当时一些重要的哲学问题。

②矧（shěn）：况且。

③餍饫（yàn yù）：吃得很饱，非常满足。

④茹（rú）素：茹，吃。素，与荤相对的蔬菜瓜果等非动物性食物。

⑤罔（wǎng）：无。

⑥外考：疏远推求。

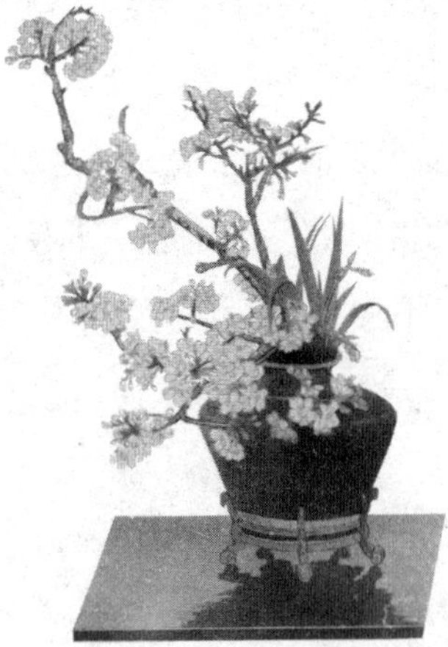

卷上 养肺说

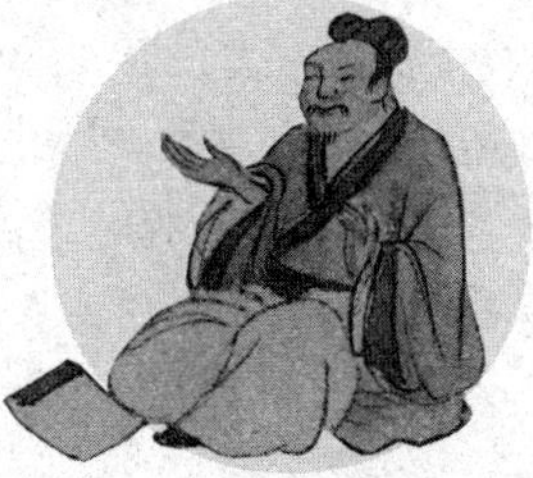

肺者，脏之长[1]也，心之华盖[2]也。其藏魄，其主气，统领一身之气者也。《经》[3]曰：有所失亡，所求不得，则发肺鸣，鸣则肺热叶焦。充之则耐寒暑，伤之则百邪易侵，随事痿[4]矣。

故怒则气上，喜则气缓，悲则气消，恐则气下，惊则气乱，劳则气耗，思则气结。七情之害，皆气主之也。

直养无害，而后得其所以浩然者，天地可塞，人之气与天地之气可一也。道气可配，人之气与天地之气可通也。先王以至日[5]闭关[6]，养其微也。慎言语，节饮食，防其耗也。

注

①长：主帅，领导。

②华盖：原指古代帝王的车盖，《内经》比喻为肺脏。《灵枢·九针论》云："五脏之应天者肺，肺者五脏六腑之盖也。"肺位于胸腔，覆盖五脏六腑之上，位置最高，居高布叶，因而有华盖之称。

③《经》：指《黄帝内经·素问》。

④痿：中医指身体某部分萎缩或失去机能的疾病，此处专指肺痿一证。

⑤至日：指冬至或夏至那一天，这是自然界阴阳之气交替转换的重要时节。

⑥闭关：佛教用语，指僧人独居一处，静修佛法，断绝一切事务与人事交往，满一定期限才外出。此处比喻不跟外界往来，闭门养生。

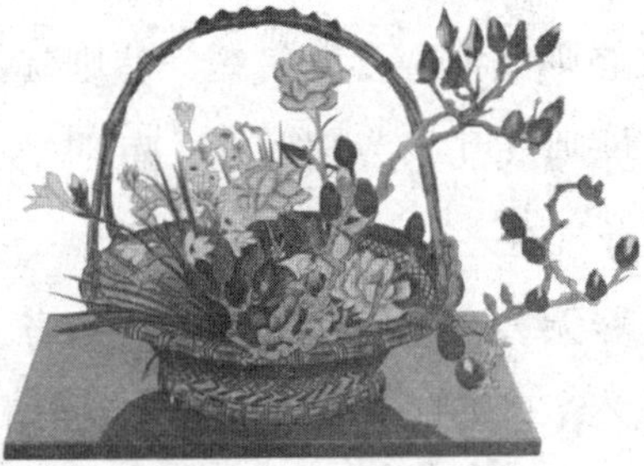

卷上

养肾说

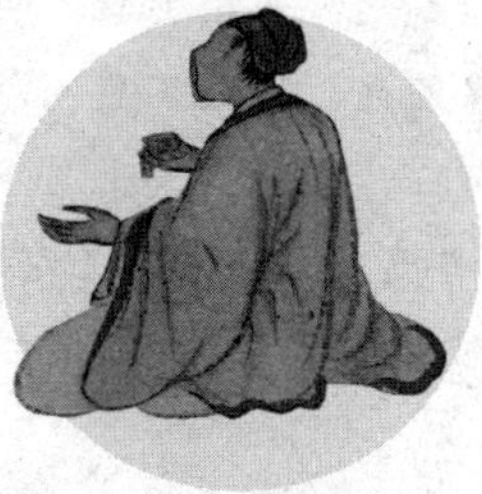

肾者，先天[1]之本藏，精与志之宅也。《仙经》曰：借问如何是玄牝[2]，婴儿初生先两肾。又曰：玄牝之门，是为天地根。是故人未有此身，先生两肾，盖婴儿未成，先结胞胎，其象中空，一茎透起，形加莲蕊。一茎即脐带，连蕊即两肾也，为五脏六腑之本，十二脉之根，呼吸之主，三焦之原。人资以为始，岂非天地之根乎！而命寓焉者，故又曰命门[3]。天一生水[4]，故曰坎水[5]。

注

①先天：指人体禀受父母精血所形成的胎元，是人体生命之本原。与出生后饮食水谷营养、生活护养的后天相对而言。先天之本在肾，故肾主先天。

②玄牝（pìn）：道教及修真术语。出自《道德经·六章》："谷神不死，是谓玄牝。玄牝之门，是谓天地根，绵绵若存，用之不勤。"具体所指其说不一，有天与地、鼻与口、上与下、父精与母血和肾、元神、黄庭中丹田、心之左右二窍等诸说。玄，幽远微妙。牝，母性、雌性生殖机能的代名词。

③命门：人体生命的根本。中医学认为命门蕴藏先天之气，集中体现肾的功能，故对五脏六腑的功能发挥起着决定性的作用。其部位至今尚无定论，目前学术界有两种说法：一是指肾脏（即左肾右命门说）；二是指督脉的命门穴。

④天一生水：这是对古老的河图的描述。

⑤坎水：《周易》八卦之一，卦形为☵，人体肾脏对应八卦中的坎卦，五行属水，故称为坎水。

夫人欲念一起，炽若炎火，水火相克，则水热火寒，而灵台[1]之焰，藉此以灭矣。使水先枯涸，而木无所养，则肝病。火炎则土燥而脾败，脾败则肺金无资，咳嗽之症成矣。所谓五行[2]受伤，大本[3]已去，欲求长生，岂可得乎！

注

①灵台：督脉穴位。灵指心神，台指居处。因穴近心脏，为心神之居所，主治心神诸疾，因名灵台。灵台与心有极为密切的关系，心对应五行中的火，故称“灵台之焰”。

②五行：即木、火、土、金、水五种物质及其运动变化。五行中的“五”，指由宇宙本原之气分化的构成宇宙万物的木、火、土、金、水五种基本物质；“行”，指这五种物质的运动变化。五行学说依据五行各自的特性，将人体与自然界进行归类联系，如人体中肝、胆、筋、目属木；心、小肠、脉、舌属火；脾、胃、肉、口属土；肺、大肠、皮毛、鼻属金；肾、膀胱、骨、耳属水。

③大本：生命的根本。

《庄子》曰：人之大可畏者，衽席[①]之间，不知戒者故也。养生之要，首先寡欲。嗟乎！元气有限，情欲无穷。《内经》曰：以酒为浆，以妄为常，醉以入房，以竭其精，此当戒也。然人之有欲，如树之有蠹[②]，蠹甚则木折，欲炽则身亡。《仙经》曰：无劳尔形，无摇尔精，无使尔思虑营营[③]，可以长生，智者鉴[④]之。

注

①衽（rèn）席：床褥与莞簟，此处泛指卧席。

②蠹（dù）：蛀虫。

③营营：来回追求奔逐。

④鉴：镜子，此处指仔细审察。

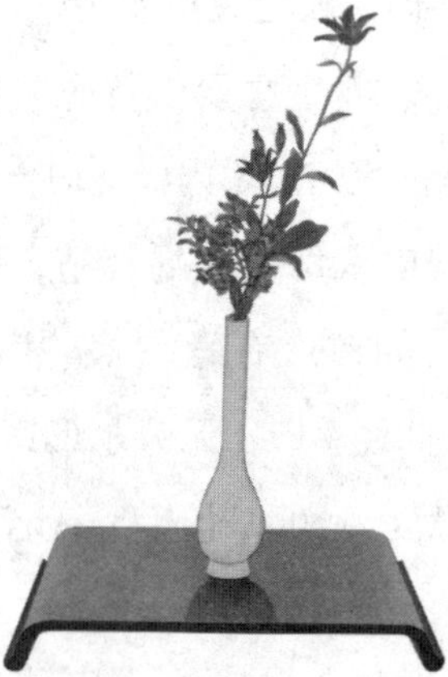

卷上 斋说

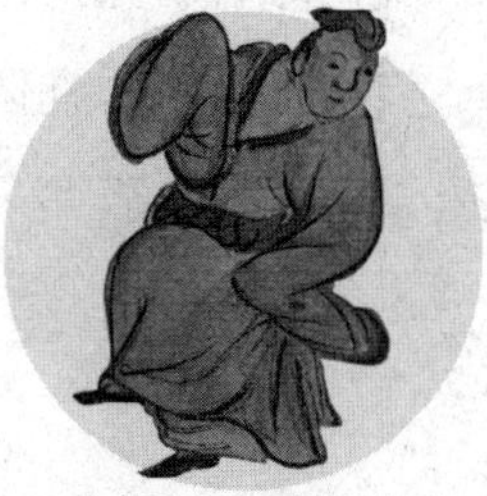

夫世之持斋[1]，往往以斋之说为误，何也？茹素而已，不复知有斋之实事。意谓茹素可以弭灾集福，却病延年，则谬矣。

注

①斋："斋"有三义：其一指古人在祭祀前或举行典礼前，穿整洁衣服，戒除嗜欲，即洁身清心，以示虔敬，又叫斋戒；其二指佛教过午不食；其三指佛教、道教等教徒、道徒吃的素食，或供奉神佛的食品。

《玉华子》[1]曰：斋者，齐也。齐其心而洁其体也，岂仅茹素而已。所谓齐心者，澹志寡营，轻得失，勤内省，远荤酒；洁其体者，不履邪径，不视恶色，不听淫声，不为物诱。入室闭户，烧香静坐，方可谓之斋也。诚能如是，则身中之神明自安，升降不碍，可以却病，可以长生，可以迪福[2]弭罪。

注

①《玉华子》：养生著作，四卷，明朝盛端明撰写。“玉华子”为其号。

②迪福：继续福气。

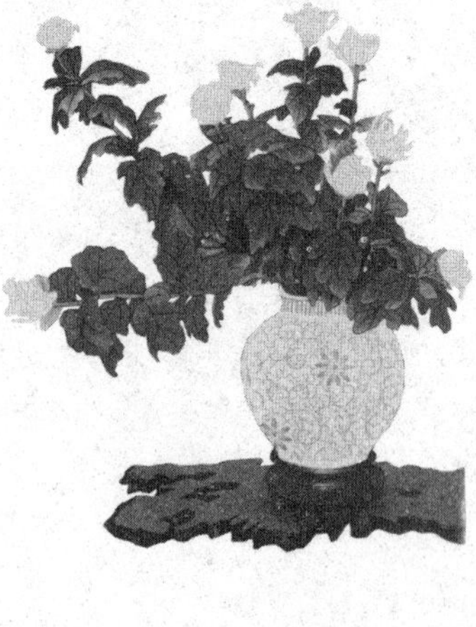

卷上 食忌说

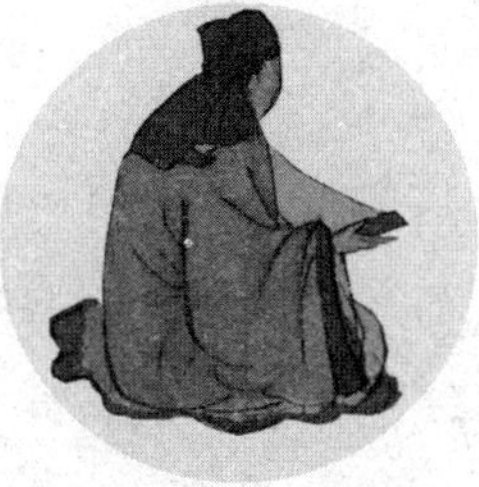

《太乙真人七禁文》其六曰：美饮食，养胃气。

彭鹤林[1]云：夫脾为脏，胃为腑，脾胃二气，互相表里。胃为水谷之海，主纳水谷，脾在中央，磨而消之，化为气血，以灌溉脏腑，荣养周身。所系最重修养之士，不可不美其饮食以调之。

所谓美者，非水陆毕具、异品珍馐之谓也。要在乎生冷勿食，粗硬勿食，勿强食，勿强饮。先饥而食，食不过饱；先渴而饮，饮不过多。

注

①彭鹤林：名耜，字季益，号鹤林，福建三山人。宋朝时道教金丹派南宗的重要人物，为白玉蟾的门徒，被奉为全真道“南七真”之一。著有《道阃元枢歌》《鹤林赋》《鹤林法语》等。

孔子曰：食饐而餲[①]，鱼馁而肉败不食，色恶不食，臭恶不食，失饪不食，不时不食，凡此者皆损胃气，非惟致病，亦乃伤生，欲希长年，斯宜深戒，而奉老慈幼，与观颐者审之。

注

①食饐（yì）而餲（ài）：饐，食物腐败变味。餲，食物经久而变味。

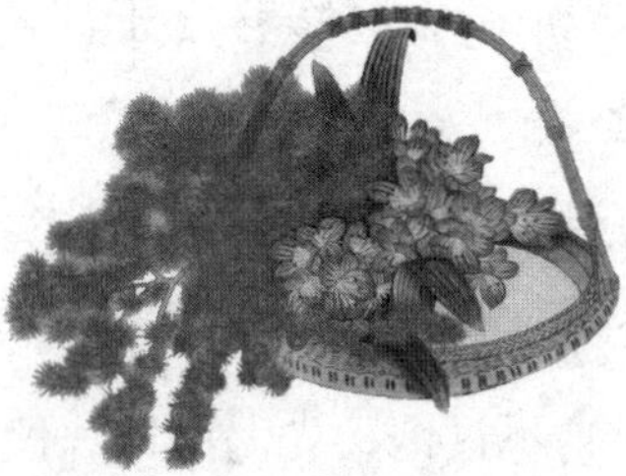

卷上 食饮以宜

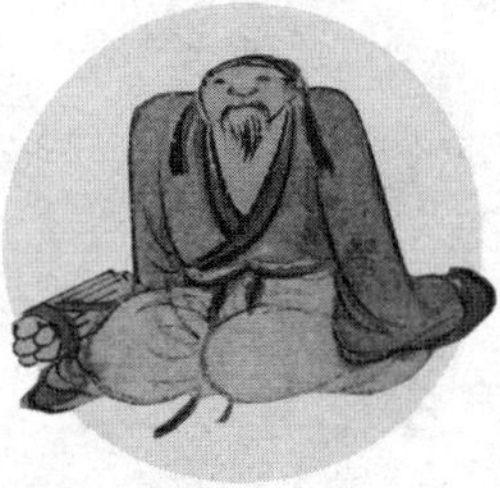

饮食之宜，当候已饥而进食，食不厌[1]细嚼，仍候焦渴而引饮，饮不厌细呷[2]。毋待饥甚而食，食勿过饱。时觉渴甚而饮，饮勿过多。食不厌精细，饮不厌温热。五味毋令胜谷味，肉味毋令胜食气。食必先食热，后食冷。

注

①厌：满足。

②呷（xiā）：喝。

卷上

居室安处论

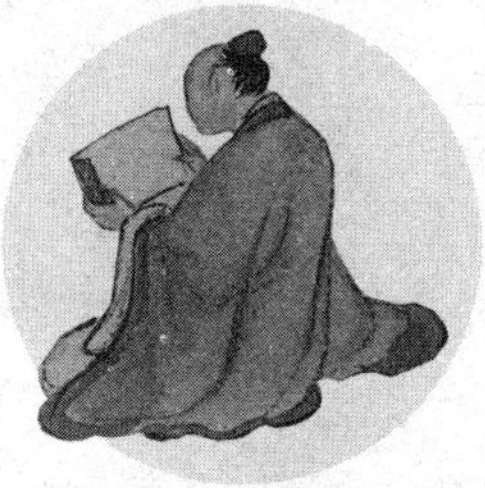

天隐子[①]曰：吾谓安处者，非华堂环宇，重茵[②]广榻[③]之谓也，在乎南面而坐，东首而寝，阴阳适中，明暗相半。屋无高，高则阳盛而明多；屋无卑，卑则阴盛而暗多。故明多则伤魄，暗多则伤魂，人之魂阳而魄阴，苟伤明暗，则疾病生焉。此所谓居处之室，尚使之然，况天地之气，有亢阳之攻肌，淫阴之侵体，岂可不防慎哉！修身之士，倘不法此，非安处之道。

曰：吾所居室，四边皆窗户，遇风即合，风息即开；吾所居室，前帘后屏，太明即下帘，以和其内映；太暗则卷帘，以通其外耀。

内以安心，外以安目，心目俱安，则身安矣。明暗且然，况太多思虑，太多情欲，岂能安其内外哉！

注

①天隐子：司马承祯（647~735），唐代道士，字子徽，号白云子，河南温县（今河南焦作）人。有《天隐子》一书，为养生学专著。全书分神仙、易简、渐门、斋戒、安处、存想、坐忘、神解八篇，具体阐述了道家养生术的过程和方法。

②重茵：重叠而坐的褥垫。茵，褥子。

③广榻：广大舒适的矮床。榻，狭长而较矮的床。

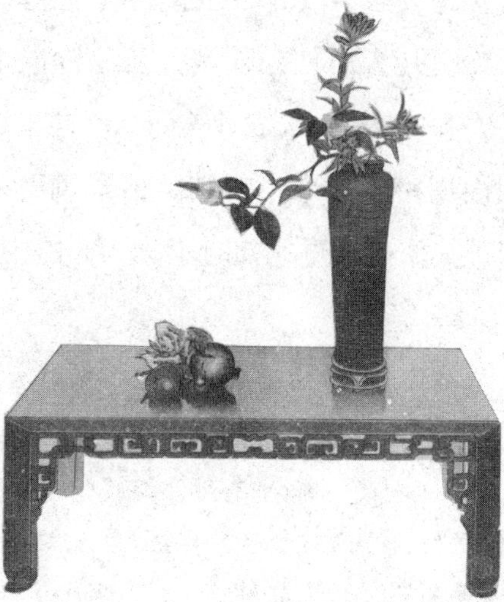

卷上

居处宜忌说

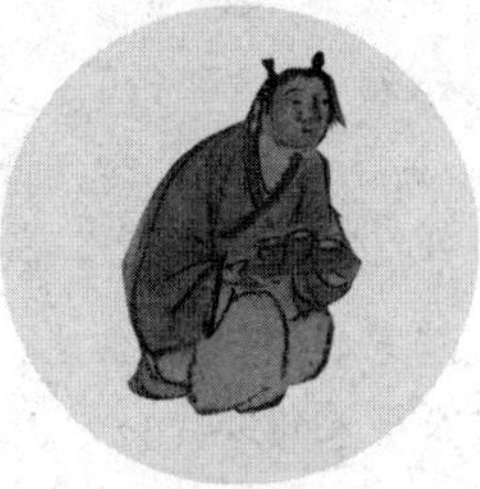

《保生要录》[①]曰：人之家室，土厚水深，居之不疾。凡人居处，随其方所，皆欲土厚水深。土欲坚润而黄，水欲甘美而清。常坐之处，令其四面周密，勿令小有细隙，致风得入，人不易知，其伤人最重，初时不觉，久能中[②]人。

注

①《保生要录》：宋朝蒲虔贯所撰，为气功养生著作，全书分作八门类：养神气门、调肢体门、论衣服门、论居处门、论药食门、果类、谷菜类、肉类。论述平易简明，切于实用。

②中（zhòng）：侵害，使遭受。

夫风者，天地之气也，能生成万物，亦能损人，有正有邪故耳。初入腠理①，渐至肌肤，内传经脉，达脏腑，传变既深，为患不小。故《素问》云：夫上古圣人之教下民也，皆谓之虚邪贼风，避之有时。又《养生书》云：避风如避箭。若盛暑所居，两头通屋，衖②堂夹道，风回凉爽，其为害尤甚，养生者当慎之。

注

①腠（còu）理：中医指皮肤的纹理和皮下肌肉之间的空隙。
②衖（xiàng）：同“巷”，较窄的街道。

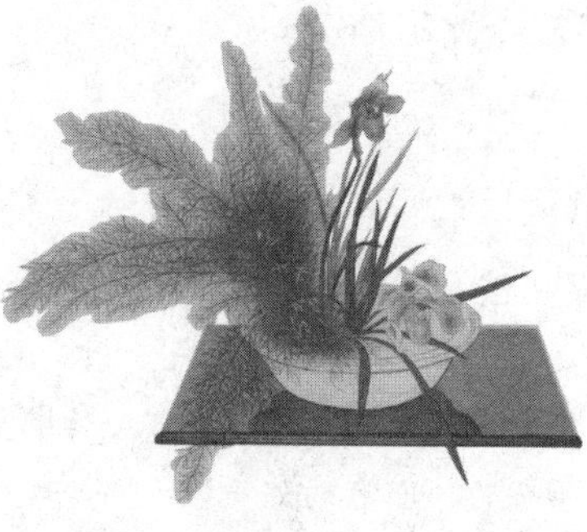

卷上

寝室宜忌说

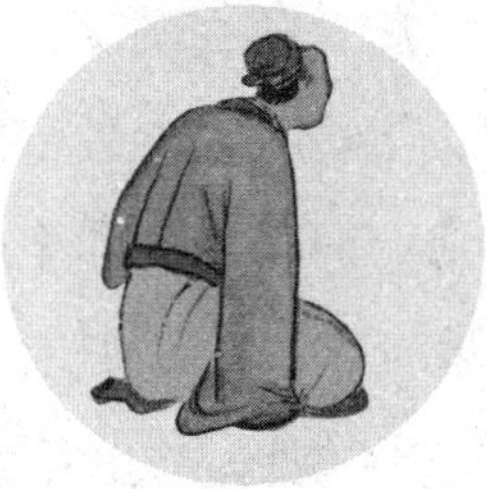

凡人卧床常令高，则地气不及，鬼吹不干[①]。鬼气侵人，常因地气上逆[②]耳。人卧室宇，当令洁净，净则受灵气，不洁则受故气[③]。故气之乱人室宇，所为不成，所依不立，即一身亦尔，当常令沐浴洁净。

注

①鬼吹不干：鬼吹，指阴邪淫湿之气。干，冒犯。

②地气上逆：正常状态下，天气上升，地气下降，若地气上升，则为地气逆行，常会致病。

③故气：原来的、旧有的陈气。

卷上 卧时祝法

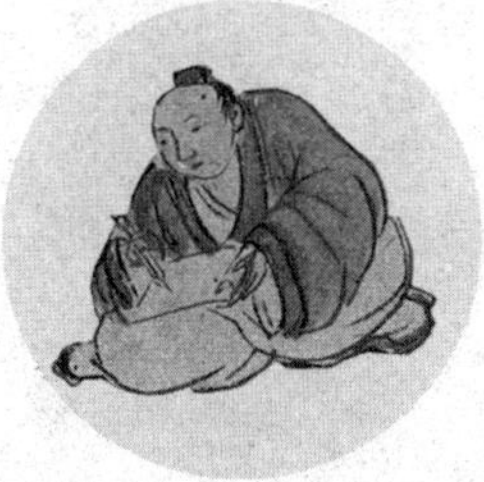

《黄素四十四方经》[1]云：夜寝欲合眼时，以手抚心三过，闭目微祝曰：太灵九宫，太乙守房，百神安位，魂魄和同，长生不死，塞灭邪凶，咒毕而寝。此名九宫隐祝寝魂之法。常能行之，使人魂魄安宁，永获贞吉。

注

①《黄素四十四方经》：原名为《上清太上黄素四十四方经》，为南朝上清派所传。

卷上 睡诀

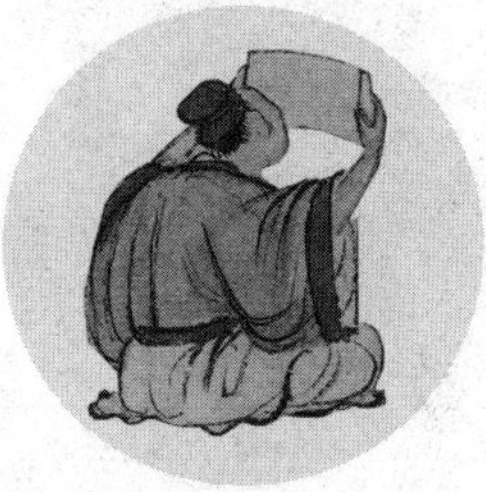

西山蔡季通[1]云：睡侧而屈，觉正而伸，早晚以时，先睡心，后睡眼。朱晦庵谓未发之妙。

《千金方》[2]云：半醉酒，独自宿，软枕头，暖盖足，能息心，自瞑目。

陆平泉云：每夜欲睡，必走千步始寝。

《论语》[3]曰：食不语，寝不言，寝卧不得多言笑。五脏如钟磬[4]，不悬则不可发声。

伏气[5]有三种眠法：病龙眠，屈其膝也；寒猿眠，抱其膝也；龟鹤眠，踵其膝也。

注

①蔡季通：原名蔡元定，字季通，南宋时期学者、术数家，又称“西山先生”，福建人。与朱熹交往较密，相互有许多往来书信，朱熹的《参同契考异》经其校订后定稿。他对多种学科均有研究，著有《皇极经世太玄潜虚要指》《洪范解》等。

②《千金方》：《备急千金要方》的简称，30卷，是中医学综合性临床著作，为唐代孙思邈著。约成书于永徽三年（652），该书集唐代以前诊治经验之大成，对后世医家影响极大。

③《论语》：是儒家学派的经典著作之一，由孔子的弟子及再传弟子编纂而成，共20篇。它以语录体和对话文体为主，记录了孔子及其弟子的言行，集中体现了孔子的政治主张、道德观念及教育原则等。

④磬（qìng）：古代的一种打击乐器，用石或玉制成。

⑤伏气：指呼吸吐纳，是道教的一种修炼方法。

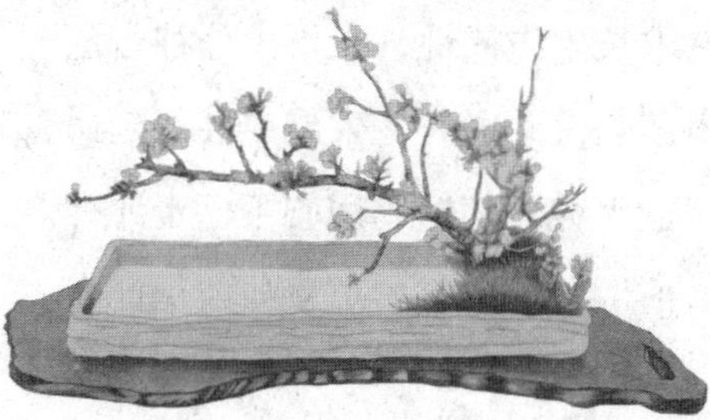

卷上

孙真人卫生歌[1]

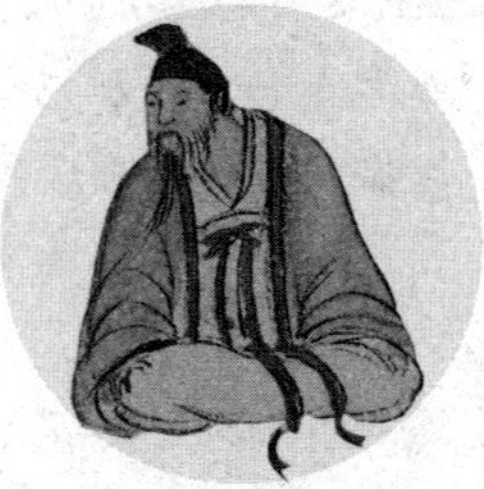

天地之间人为贵，头象天兮足象地。
父母遗体宜保之，箕畴[2]五福[3]寿为最。
卫生切要知三戒，大怒大欲并大醉。
三者若还有一焉，须防损失真元气。

欲求长生先戒性，火不出兮神自定。
木还去火不成灰，人能戒性方延命。
贪欲无穷忘却精，用心不已走元神。
劳形散尽中和气，更复何能保此身。

心若太费费则竭，形若太劳劳则歇。
神若太伤伤则虚，气若太损损则绝。
世人欲知卫生[4]道，喜乐有常嗔怒少。
心诚意正思虑除，顺理修身去烦恼。

春嘘[5]明目木扶肝，夏至呵心火自闲。
秋呬定收金肺润，冬吹肾水得平安。
三焦嘻却除烦热，四季常呼脾化餐。
切忌出声闻口耳，其功尤胜保神丹。

发宜多梳气宜炼，齿宜频叩津宜咽。
子欲不死修昆仑[6]，双手揩摩常在面。
春月少酸宜食甘，冬月宜苦不宜咸。
夏要增辛减却苦，秋辛可省便加酸。

季月可咸甘略戒，自然五脏保平安。
若能全减身康健，滋味偏多多病难。
春寒莫放绵衣薄，夏月汗多须换着。
秋冬衣冷渐加添，莫待病生才服药。

惟有夏月难调理，内有伏阴忌凉水。

瓜桃生冷忌少餐，免致秋来生疟痢。
君子之人守斋戒，心旺肾衰宜切记。
常令充实勿空虚，日食须当去油腻。

太饱伤神饥伤胃，太渴伤血并伤气。
饥餐渴饮勿太过，免致膨脝[7]伤心肺。
醉后强饮饱强食，未有此生不成疾。
人资饮食以养身，去其甚者自安适。

食后须行百步多，手摩脐腹食消磨。
夜半云根灌清水，丹田浊气切须呵。
饮酒可以陶性情，太饮过多防有病。
肺为华盖倘受伤，咳嗽劳精能损命。

慎勿将盐去点茶，分明引贼入其家。
下焦[8]虚冷令人瘦，伤肾伤脾防病加。
坐卧切防脑后风，脑内入风人不寿。
更兼醉饱卧风中，风才一入成灾咎[9]。

雁有序兮犬有义，黑鲤朝北知臣礼。
人无礼义反食之，天地神明俱不喜。

养体须当节五辛[10]，五辛不节损元神。
莫教引动虚阳发，精竭神枯定丧身。

不问在家并在外，若遇迅雷风雨至。
急须端肃敬天威，静室收心须少避。
恩爱牵缠不自由，利名萦[11]绊几时休。
放宽些子自家福，免致中年早白头。

顶天立地非容易，饱食暖衣宁不愧。
思量无以报洪恩，早暮焚香谢天地。
身安寿永事如何，胸次平夷积善多。
惜命惜身兼惜气，请君熟玩卫生歌。

注

①孙真人：孙思邈（581~682），唐代医学家，著作丰富，有《保生铭》《存神炼气铭》《枕中记》，都收入《道藏》。另有《备急千金要方》《千金翼方》《摄生论》《福寿论》《卫生歌》《摄养枕中方》等，被后世尊为“药王”。

②箕畴（jī chóu）：即《洪范·九畴》，古代相传为箕子所述，所以称为“箕畴”。

③五福：即富、寿、康宁、攸好德、考终命。

④卫生：防护、保护生命，也就是养生。

⑤嘘：传统气功六字诀之一。六字诀指的是：内气有一，吐气有六者，谓吹、呼、唏、呵、嘘、呬，皆出气也。吹以去风，呼以去热，唏以去烦，呵以下气，嘘以散滞，呬以解极。

⑥昆仑：道家养生术语，指头脑。

⑦膨脝（péng hēng）：腹部膨大的样子，引申为饱食。

⑧下焦：人体三焦之一。上焦位置在胸膈以上，包括心、肺在内；中焦指膈下脐上的部位，包括脾、胃等；下焦指脐以下，包括肾、膀胱、大肠、小肠等脏腑。

⑨咎（jiù）：过失，罪过。

⑩五辛：指五种有辛味的蔬菜。一般指韭、薤、蒜、芸薹、胡荽。

⑪萦（yíng）：围绕，缠绕。

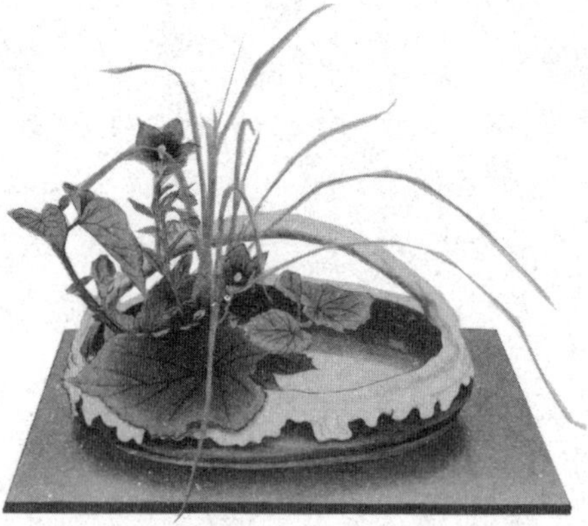

卷上

真西山①卫生歌

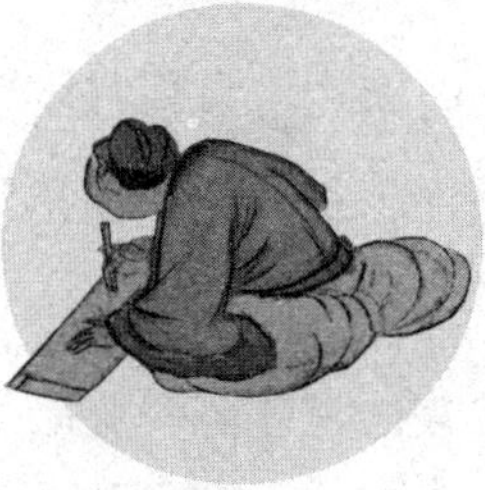

万物惟人为最贵，百岁光阴如旅寄。
自非留意修养中，未免疾苦为身累。

何必餐霞②饵大药，妄意延令等龟鹤。
但于饮食嗜欲间，去其甚者将安乐。

食后徐行百步多，两手摩胁并胸腹。
须臾转手摩肾堂，谓之运动水与土。

仰面常呵三四呵，自然食毒气消磨。

醉眠饱卧俱无益，渴饮饥餐尤戒多。

食不欲粗并欲速，宁可少餐相接续。
若教一顿饱充肠，损气伤脾非尔福。

生冷粘腻筋韧物，自死牲牢皆勿食。
馒头闭气宜少餐，生福偏招脾胃疾。

酢酱胎卵兼油腻，陈臭腌醽[3]尽阴类。
老弱若欲更食之，是借寇兵毋以异。

炙煿[4]之物须冷吃，否则伤齿伤血脉。
晚食常宜申酉[5]时，向夜徒劳滞胸膈。

饮酒莫教令大醉，大醉伤神损心志。
酒渴饮水并啜茶，腰脚自兹成重坠。

常闻避风如避箭，坐卧须当预防患。
况因食后毫孔开，风才一入成瘫痪。

不问四时俱暖酒，太热太冷莫入口。

五味偏多不益人，恐随脏腑成灾疢。

视听行坐不可久，五劳七伤[6]从此有。
四肢亦欲得小劳，譬如户枢[7]终不朽。

卧不厌缩觉即舒，饱宜沐浴饥宜梳。
梳多浴少益心目，默寝暗眠神晏如[8]。

四时惟夏难调摄，伏阴在内肠易滑。
补肾汤丸不可无，食物稍冷休餔[9]啜。

心旺肾衰何所忌，特忌疏通泄精气。
寝处尤宜严密间，宴居静虑和心气。

沐浴盥漱[10]皆暖水，簟凉枕冷俱弗宜。
瓜茄生冷不宜人，岂独秋来作疟痢。

伏阳在内冬三月，切忌汗多泄精气。
阴雾之中莫远行，暴雨迅雷宜速避。

道家更有颐生旨，第一戒人少嗔恚[11]。

秋冬日出始穿衣，春夏鸡鸣宜早起。

子后寅[12]前睡觉来，瞑目叩齿二七回。
吸新吐故毋令误，咽漱玉泉[13]还养胎。

指摩手心熨两眼，仍更揩摩额与面。
中指时时擦鼻茎，左右耳根筌数遍。

更能干浴[14]一身间，按髀[15]时须扭两肩。
纵有风劳诸湿气，何忧腰背复拘挛。

嘘呵呼嘻吹及呬，行气之人分六字。
果能依用口诀中，新旧有疴[16]皆可治。

声色虽云属少年，稍知撙[17]节乃无愆[18]。
闭精息气宜闻早，莫使羽苞[19]火中燃。

有能操履常方正，于利无贪名不竞。
纵向歌中未尽行，可保周身亦无病。

注

①真西山：即真德秀（1178~1235），字景元，后更为希元，号西山。后世称其“西山先生”。福建浦城（今浦城县仙阳镇）人。本姓慎，因避孝宗讳改姓真。真德秀是南宋后期与魏了翁齐名的著名理学家，也是继朱熹之后的理学正宗传人，他同魏了翁在确立理学正统地位的过程中发挥了重大作用。其《真西山卫生歌》为养生佳作，收入《遵生八笺》。

②餐霞：道家内炼术语，指服食自然界的云霞。

③醽：酒名。

④炙煿（bó）：炙，烤熟；煿，煎、炒。

⑤申酉：申时指下午3时到5时；酉时指下午5时到7时。

⑥五劳七伤：五劳是传统养生学术语，指养生的五种禁忌，有几种说法：一、志劳、心劳、忧劳、思劳、瘦劳；二、久视、久卧、久坐、久立、久行；三、心劳、肝劳、脾劳、肺劳、肾劳。七伤指饮食大饱伤脾，大怒气逆伤肝，强力举重及久坐湿地伤肾，形寒寒饮伤肺，忧愁思虑伤心，风雨寒暑伤形，大恐惧不节伤志。

⑦户枢：门轴，门闩。

⑧晏如：安乐祥和的样子。

⑨餔（bū）：吃

⑩盥漱（guàn shù）：洗脸和漱口。

⑪恚（huì）：怨恨。

⑫子：此处指子时，夜间 11 时至 1 时。寅：此处指寅时，凌晨 3 时至 5 时。

⑬玉泉：指口中津液。

⑭干浴：导引动作名，即按摩。

⑮髀（bì）：股部，大腿。

⑯疴（kē）：病。

⑰撙（zǔn）：节省。

⑱愆（qiān）：罪过，过失。

⑲羽苞：繁茂的羽毛。

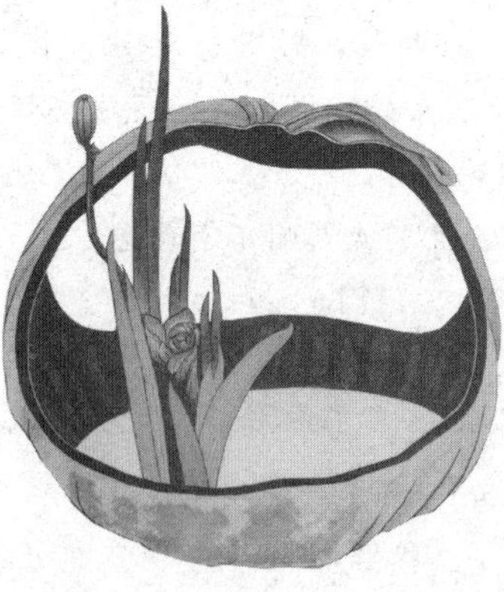

卷上 养神气铭

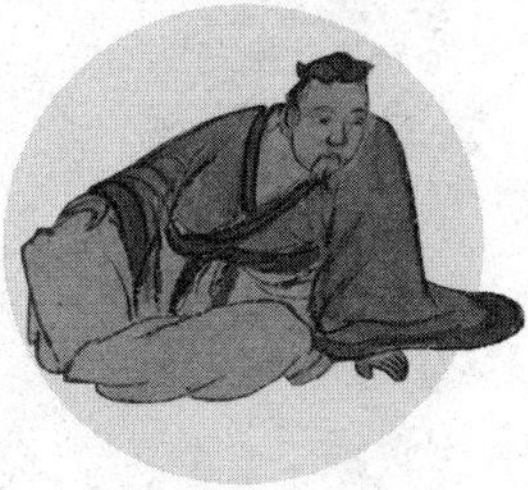

神[1]者气[2]之子，气者神之母，形者神之室。气清则神畅，气浊则神昏，气乱则神劳，气衰则神去，神去则形腐。人以气为道，道以气为生，生道两存，则长生久视。

注

①神：是人体生命活动的主宰及其外在总体表现的统称。神的内涵是广泛的，既是一切生理活动、心理活动的主宰，又包括了生命活动外在的体现，其中又将意识、思维、情感等精神活动归为狭义之神的范畴。

②气：是人体内活力很强、运行不息的极精微物质，是构成人体和维持人体生命活动的基本物质之一。气运行不息，推动和调控着人体内的新陈代谢，维系着人体的生命进程。气的运动停止，则意味着生命的终止。

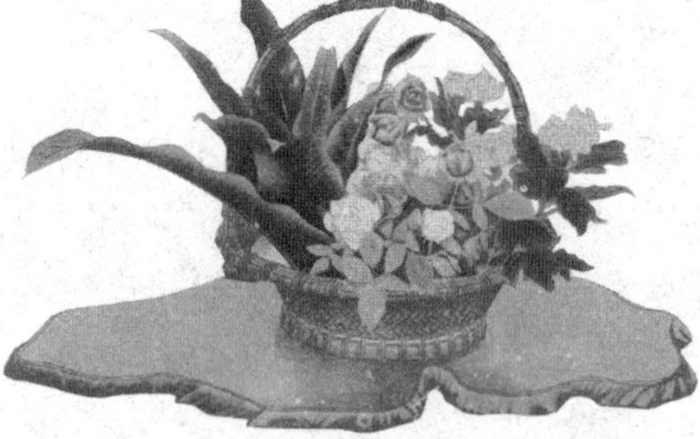

卷上

孙真人养生铭

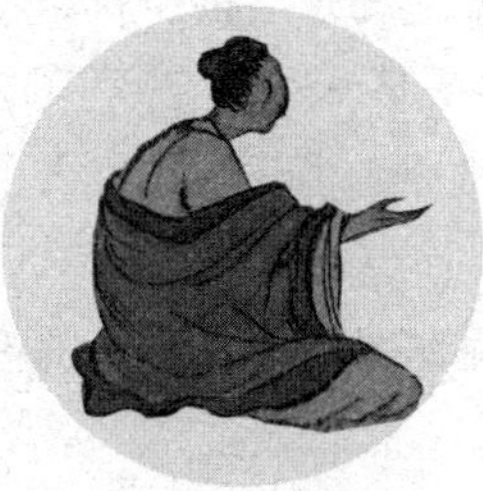

怒甚偏伤气，思多太损神。

神疲心易役[1]，气弱病来侵。

勿使悲欢极，常令饮食均。

再三防夜醉，第一戒晨嗔。

亥[2]寝鸣天鼓[3]，晨兴漱玉津[4]。

妖邪难犯己，神气自全身。

若要无诸病，常当节五辛。

安神宜悦乐，惜气保和纯。

寿夭休论命，修形在本人。

若能遵此理，平地可朝真[5]。

注

①役：使役，使动起来，使不安。

②亥（hài）：指亥时，晚上9时至11时。

③鸣天鼓：是一种自我按摩保健方法，即击探天鼓。最早见于《颐身集》，谓：“两手掩耳，即以第二指压中指上，用第二指弹脑后两骨做响声，谓之鸣天鼓（可去风池邪气）。”

④漱玉津：道家养生术语，也就是“咽津”，咽下口中的津液。

⑤朝真：道家养生术语，指真气沿着督脉向上朝上丹田。

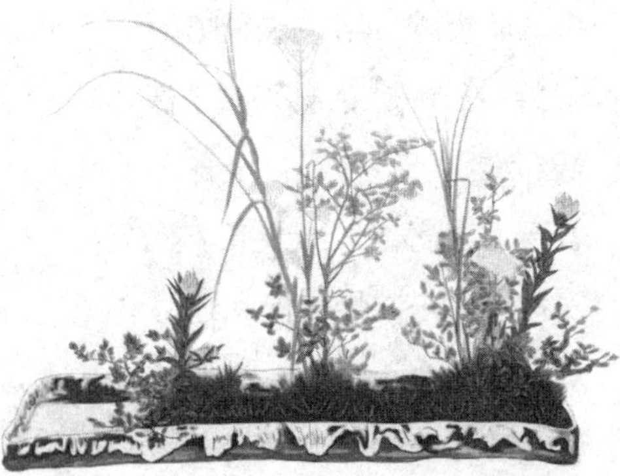

卷上 谨疾箴

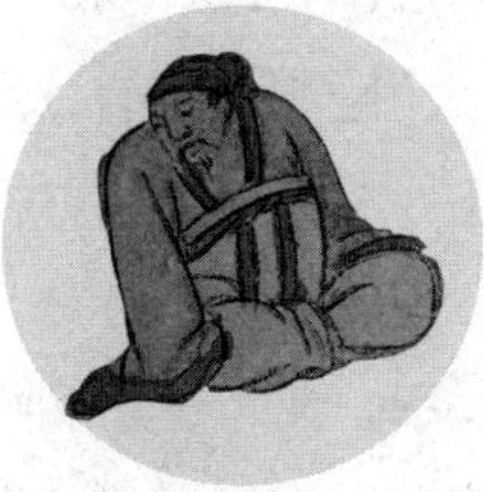

凡人富贵名利，勿强求之，而况此身父母之所遗；才情意气，勿竞争之，而况此身妻之所仰。身之柔脆，非木与石，伤之七情，报以百疾。疾之既来，有术奚[1]施？疾之未来，有术不知？

注

①奚：疑问代词，哪里。

我明告子[1]，子尚听之：色之悦目，惟男女之欲，思所以远之，如脱桎梏[2]；味之爽口，惟饮食之欲，思所以禁之，如畏鸩[3]毒。多言则伤气，欲养气者言不费；多思则损血，欲养血者，思不越。忧不可积，乐不可纵，形不可太劳，神不可太用。凡此数言，终身宜诵。

注

①子：第二人称代词“你”，是古代对人的尊称。

②桎梏（zhì gù）：脚镣和手铐，比喻束缚人或事物的东西。

③鸩（zhèn）：传说中的一种有毒的鸟，用它的羽毛泡的酒，喝了能使人中毒而亡。

《勿药真言》[1]云：独宿之妙，不但老年，少壮亦当如此。日间纷扰，心神散乱，全赖夜间休息，以复元气。若日内心猿意马，狂妄驰驱，至夜又醉饱而恣情纵欲，不自爱惜，其精神血气，何能堪此？

注

①《勿药真言》：此书不详。查所述内容，出自《养

生三要》，为清末医家袁昌开所著。凡一卷，内容分为“卫生精义”“病家须知”“医生箴言”三部分。指出坚持养生之道对祛病延年的重大作用，提出了“寡欲食淡，清心省事”为无价之药等精辟的养生正见。

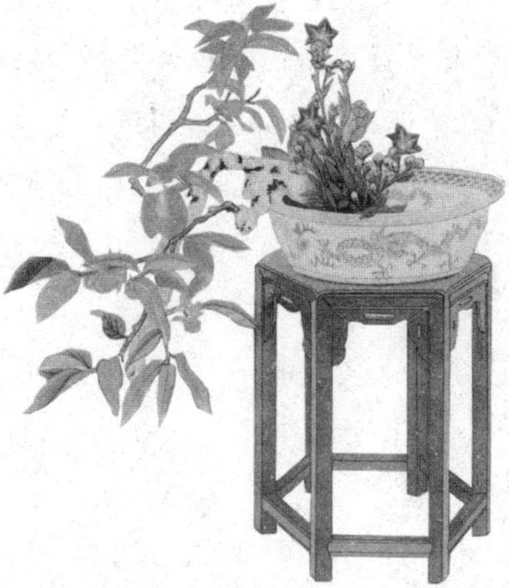

卷上 导引却病法

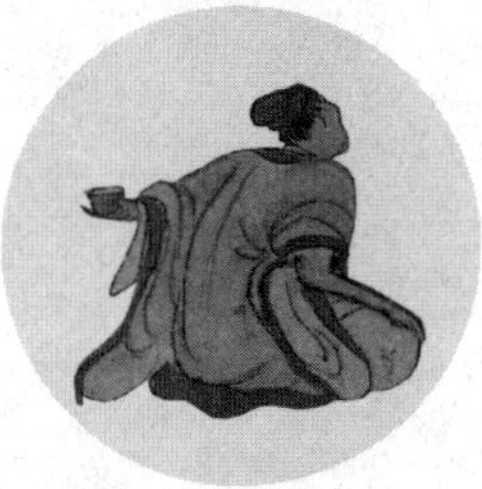

老子曰：天有三宝，日月星；人有三宝，精气神。此其旨可得而知也。余自少慕道，夙[1]有因缘，幸遇高贤异士，得读古圣法言，乃知性命之理，简易渊微，舍精气神，则别无了道之门，而老子一言，固已悉[2]之矣。

注

①夙（sù）：素有的，旧有的。
②悉：知道，熟悉。

人自离母腹，三元真气，日可生发，后为情欲所蔽，不知保养，斫[1]丧者多。于是古圣传授教人修补之法，呼吸吐纳，存神运想，闭息按摩。虽非大道，然能勤行积久，乃可却病延年。

注

①斫（zhuó）：砍，削。

若夫虚劳内损，痼疾经年，即扁鹊、卢公[1]，难于措手。苟能积气开关，决有回生之效，久之则任督二脉交通，水升火降乃成既济[2]。从前受病之根，斩刈[3]无遗。嗣后真元之气，蒸蒸不竭。然勿谓草木无功，遂委之命也哉。余虽不敏，尝事于斯，以谢奇疴，谛[4]信专行，功臻[5]旦夕。敢以告之同志。

注

①扁鹊、卢公：扁鹊，战国时期著名的医学家，姓秦，名越人，号扁鹊。卢公，明代医家卢和，通晓医术，著有《食物本草》两卷。

②水升火降乃成既济：传统医学认为心神为火，肾间动气为水，通过练功，使肾水上升心火下降，称为心肾相交。而《周易》六十四卦中第六十三卦既济卦䷾正是上水下火，表示状态良好，所以心肾相交的既济状态也就是健康的状态。

③刈（yì）：割。

④谛（dì）：细察，详审。

⑤臻（zhēn）：到达。

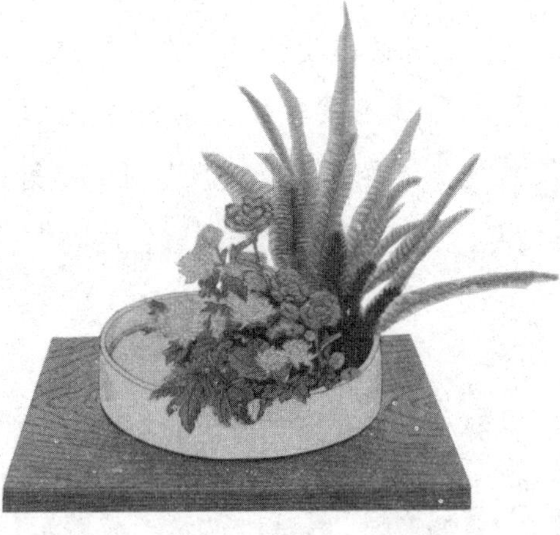

卷上

内养下手诀

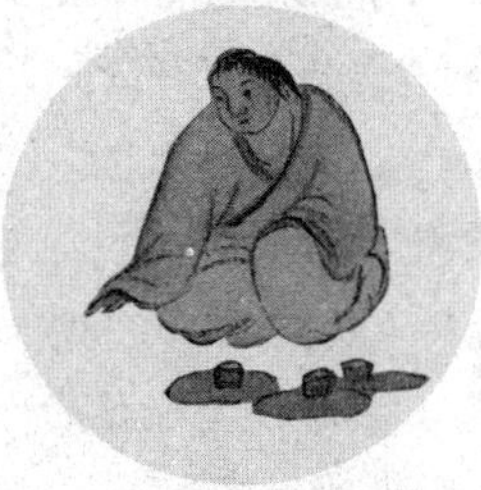

《易》[1]曰：一阖一辟谓之变，往来不穷谓之通。阖[2]辟[3]往来无非道也。人生以气为本，以息为元，以心为根，以肾为蒂[4]。天地相去八万四千里，人心与肾相去八寸四分。此肾是内肾，脐下一寸三分是也。中有一脉，以通天息之浮沉。息总百脉。一呼则百脉皆开，一吸则百脉皆合。天地造化流行，亦不出于阖辟二字。人之呼吸，即天地之阖辟也。是乃出于心肾之间，以应天地阴阳升降之理。人能知此，养以自然，则气血从轨，无俟[5]乎搬运之烦，百病何自而生！如有病能知此而调之，则不治而自却矣。

注

①《易》：即《周易》，是先秦时期的一部哲学著作，包括《易经》和《易传》两部分，《易传》是对《易经》的注解。

②阖（hé）：关闭。

③辟（pì）：开辟。

④蒂（dì）：花和瓜果与枝茎连接的部分，引申为根。比喻事物的重要部分。

⑤俟（sì）：等待。

内养下手诀

下手之诀，必先均调呼吸。均调呼吸，先须屏绝外缘，顺温凉之宜，明燥湿之异。明窗净几，涤虑清心，闭目端坐，叩齿三十六遍，以集心神。然后以大拇指背于手掌心劳宫穴[1]处，摩令极热，用拭目之大小眦各九遍。并擦鼻之两旁各九遍。又以两手摩令热，闭口鼻气，然后摩面，不俱遍数，以多为上，名真人起居法。次以舌舐上腭，搅口中华池上下，取津漱炼百次，候水澄清，一口分作三次，汩然咽下，名曰赤龙取水，又曰玉液炼己法。最能灌溉五脏，光泽面目，润肺止嗽，其效若神。行持时不必拘定子午，每于夜半[2]后生气时行之，或睡觉时皆妙。如日中闲暇时亦可。

注

①劳宫穴：在手掌心，当第2、3掌骨之间偏于第3掌骨，握拳屈指时中指指尖处。

②夜半：即子时。相当于晚上11点到凌晨1点。

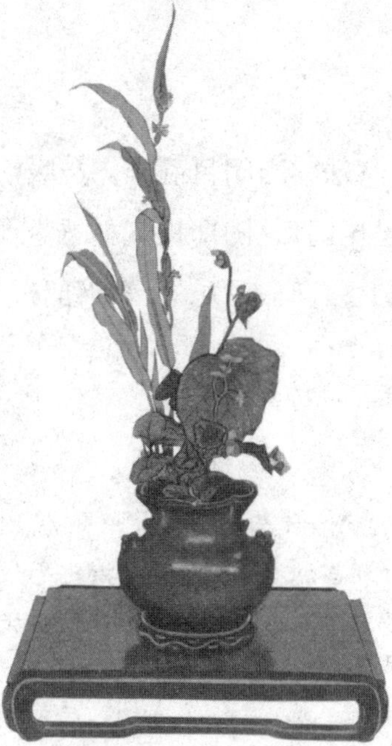

卷上 运气法

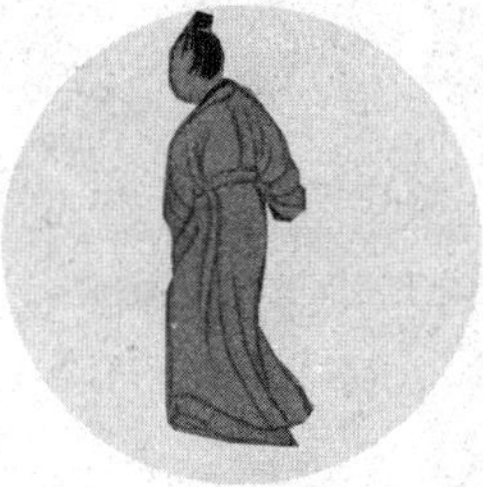

凡运气法，当闭目静坐，鼻吸清气降至丹田[1]，转过尾闾[2]，随即提气如忍大便状，自夹脊双关透上，直至泥丸[3]，转下鹊桥[4]，汩然咽下，仍归丹田。

注

①丹田：道家修行术语。丹书中分为上、中、下三丹田，位置各说不一，实际上指的是人体上、中、下三部位中容易得气的地方。此处当指下丹田。

②尾闾：在夹脊之下尽头处。

③泥丸：内丹术语，脑神的别名。

④鹊桥：内丹术语，指舌。

初行功时，焚香一炷为度，渐增三炷，功行七日而止。凡卧病者，宜用厚褥、棉被、暖帐、重衣。不论寒暑，初行功三日，发大汗以攻阴邪之气，进热粥以为表汗之资。渴则漱玉泉以咽之，饥则炊热粥以食之。饥然后食，不拘餐数。如是衣不解带，能一月，则在床三五七年瘫劳鼓膈等症，皆可刻期而愈。患在上身，收气当存想其处；患在下体，收气亦存想其处，放气则归于丹田。患在遍身，当分经络，属上属下，运法亦如之。女子行功，先提水门，后及谷道，运法如前。

（愚按：人之气，即天地之气。故天气不交于地，乾坤或几乎息矣。人之所以当运其气者，亦体天地交泰[①]之义也。先提谷道，勿使泄也。自背至顶，使相交也。想丹田，使归根也。不惟有疗病之功，抑且多延年之效。何况于无病乎？况微病乎？是名曰修养。）

注

①天地交泰：《周易》六十四卦中，代表天的单卦乾与代表地的单卦坤相重为泰卦，天气上升，地气下降，二气相交，称为天地交泰，此卦表示天

地之气相交而使万物生长化育，表达一种完美的结果。

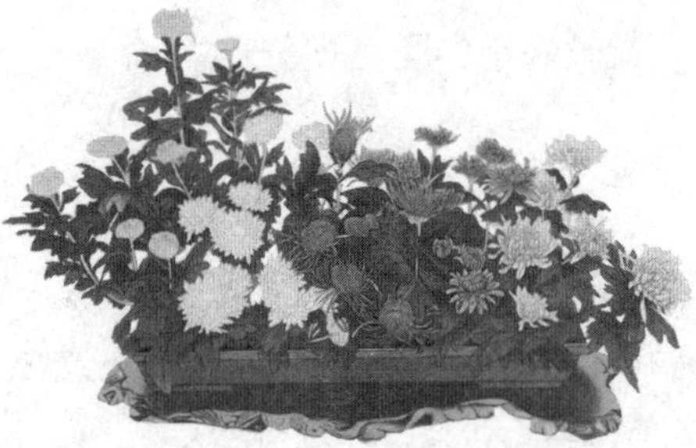

卷上 固精法

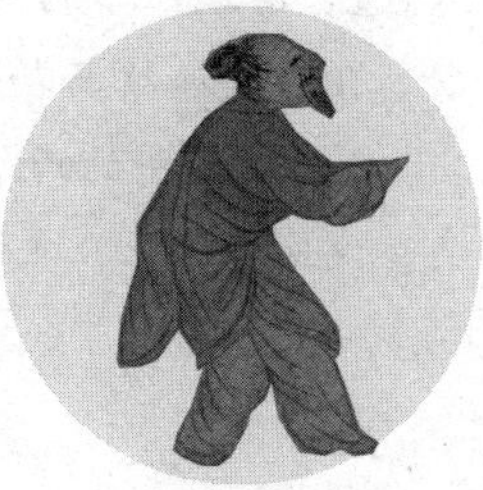

《金丹秘诀》[①]云：一擦一兜，左右换手，九九之数，真阳不走。每于戌亥[②]二时，阴旺阳衰之候，宜解衣闭息，一手兜外肾[③]，一手擦脐下，左右换手，各兜擦九九之数，仍盘膝端坐，手齿俱固。先提玉茎[④]，如忍小便状，想我身中元精，自尾闾升上，直至泥丸，复过鹊桥，降至丹田，每行七次，精自固矣。

（愚按：精者，人身真元之气，五官百骸之主，而神魂附之，以生者也。夫神犹火也，精犹油也，油尽则灯灭，精竭则神亡。故精由气生，神由精附。固精之法，宜急讲也，半月固精，久行愈佳。）

注

①《金丹秘诀》：选自清朝汪昂的《勿药元诠》。该功法适宜于肾虚阳痿及遗精患者练习。

②戌亥（xū hài）：十二时辰中的两个时辰。戌时指晚上 7 点到 9 点。亥时指晚上 9 点到 11 点。

③外肾：中医指人的睾丸。

④玉茎：指男性生殖器。

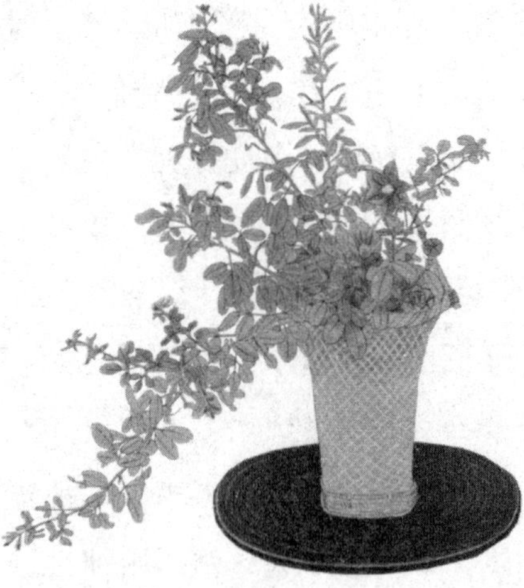

卷上

定神法

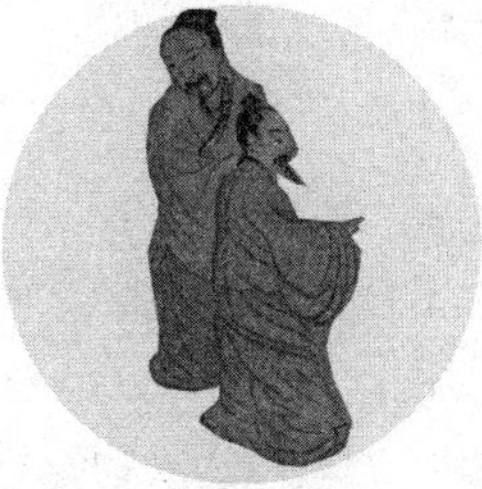

人身之神，出入固无定在。在治病者，穷思极想，又有甚焉。若能行功，则神随气转，不虑其他出，否则难乎其有定在也。故恒时必须常想玄关[1]，思睡必须常想鼻准[2]，如是则神不外驰而定矣。

（愚按：神外无心，心外无道。道即神之主，心即神之宅也。然心外无道，故收放心[3]，即神定[4]而道在。孟子谓：学问之道无他，求其放心而已。夫放心而知求，则志气清明，义理昭著。此定神之功验也。今之养病者，日思丹田，思鼻准，亦收放心之法也。不曰收放心，而曰定神。盖游心千里，无有定在，此皆神之外出，故曰定神。以上三条，乃却病修养之大纲，外有导引等法，详具于后。）

注

①玄关：佛教用语，指入道之门。

②鼻准：气功学术语，又称鼻尖、面王、准头，指鼻尖部。

③放心：放纵恣肆之心，或指练功时不意守。

④神定：收心入定，全神养气。

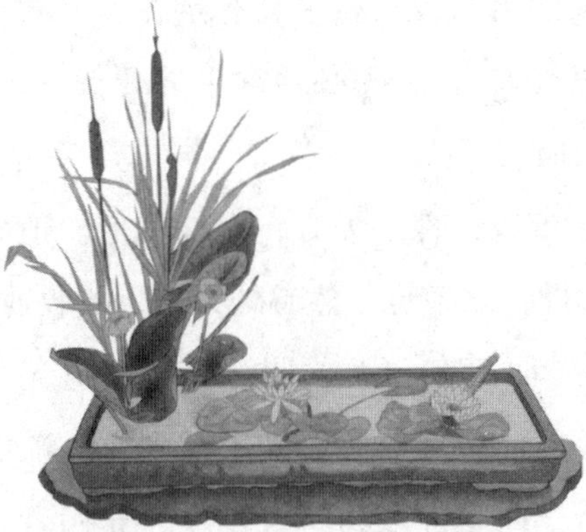

卷上

十二段动功

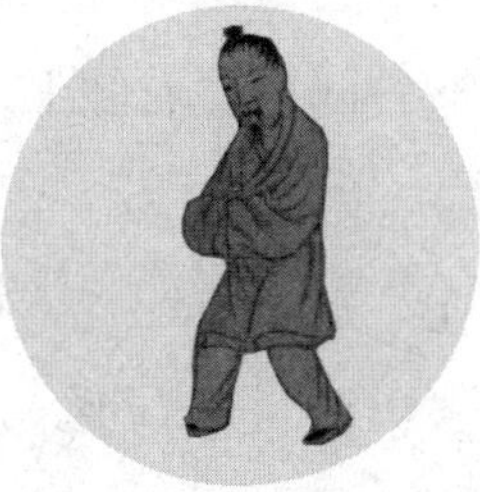

叩齿一　齿为筋骨之余，常宜叩击，使筋骨活动，心神清爽，每次叩击三十六数。

咽津二　将舌舐上腭，久则津生满口，便当咽之，咽下啯[1]然有声，使灌溉五脏，降火甚捷。咽数以多为妙。

浴面三　将两手自相摩热，覆面擦之，如浴面之状，则须发不白，即升冠鬓不斑之法，颜如童矣。

鸣天鼓四　将两手掌掩两耳窍，先以第二指压中指，弹脑后骨上，左右各二十四次，去头脑疾。

运膏肓[②]五　此穴在背上第四椎下，脊两旁各三寸。药力所不到，将两肩扭转二七次。治一身诸疾。

托天六　以两手握拳，以鼻收气运至泥丸，即向天托起，随放左右膝上，每行三次。去胸腹中邪气。

左右开弓七　此法要闭气，将左手伸直，右手作攀弓状，以两目看右手，左右各三次。泻三焦火，可以去臂腋风邪积气。

摩丹田八　法将左手托肾囊，右手摩丹田，三十六次。然后左手转换如前法，暖肾补精。

擦内肾穴九　此法要闭气，将两手搓热，向背后擦肾堂及近脊命门穴，左右各三十六次。

擦涌泉穴[③]十　法用左手把住左脚，以右手擦左脚心，左右交换，各三十六次。

摩夹脊穴[④]十一　此穴在背脊之下，大便[⑤]之上，统会一身之气血，运之大有益，并可疗痔。

洒腿十二　足不运则气血不和，行走不能爽快，须将左足立定，右足提起，洒七次，左右交换如前。

注

①啯（guō）：象声词，食物下咽的声音。

②膏肓（huāng）：中医以心尖脂肪为膏，心脏与膈膜之间为肓，认为是药力达不到的地方。

③涌泉穴：经穴名，属于足少阴肾经，位于足底部，蜷足时足前部凹陷处，约当足底第2、3跖趾缝纹头端与足跟连线的前1/3与后2/3交点上。

④夹脊穴：经穴名，位于背腰部，当第一胸椎至第五腰椎棘突下两侧，后正中线旁开0.5寸，一侧17个穴位，乃华佗所创。

⑤大便：此处指肛门。

右十二段，乃运导按摩之法，古圣相传，却病延年，明白显易，尽人可行。庄子曰：呼吸吐纳，熊经鸟伸，为寿而已矣。此导引之士，养形之人，彭祖[1]寿考者之所好也。由是传之至今，其法自修养家书及医经所载，种数颇多，又节取要约，切近者十六则，合前十二段参之，各法大概备矣。

注

①彭祖：一作彭铿，传以长寿见称。原系先秦传说中的仙人，养生家，后被道教奉为仙真。

凡行功每于子后寅前，此时气清腹虚，行之有效。先须两目垂帘，披衣端坐，两手握固趺坐[1]，当以左足后跟，曲顶肾茎根下动处，不令精窍漏泄耳。两手当屈两大指抵食指根，余四指捻定大指，是为两手握固。然后叩齿三十通，即以两手抱项，左右宛转二十四次。（此可去两胁积聚之邪。）

复以两手相叉，虚空托天，反手按顶二十四。（此可除胸膈中病。）

复以两手心掩两耳，却以第二指弹脑后枕骨二十四。（此可除风池邪气。）

复以两手相捉，按左膝左捩[2]身，按右膝右捩身，各二十四。（此可去肝家风邪。）

复以两手一向前一向后，如挽五石弓状，二十四次。（此可去臂腋积邪。）

复大坐展两手扭项，左右反顾，肩膊随，二十四次。（此可去脾胃积邪。）

复以两手握固，并拄两肋，摆撼两肩，二十四。（此可去腰胁间之风邪。）

复以两手交捶臂及膊，反捶背上连腰股，各十四。（此可去四肢胸臆之邪。）

复大坐斜身偏倚，两手齐向上如排天状，二十四。（此可去肺家积聚之邪。）

复大坐伸足，以两手向前，低头扳足十二次。却钩所伸足，屈在膝上，按摩二十四。（此可去心包络间邪气。）

复以两手据地，缩身曲脊，向上十二举。（此可去心肝二经积邪。）

复以起立据床，拔身向背后视，左右各二十四。（此可去肾间风邪。）

复起立徐行，两手握固，左足前踏，左手摆向前，右手摆向后；右足前踏，右手摆向前，左手摆向后，二十四。（此可去两肩俞之邪。）

复以手向背上相捉，低身徐徐宛转，二十四。（此可去两肋之邪。）

复以足相扭而行，前进十数步，后退十数。复高坐伸足，将两足扭向内，复扭向外，各二十四。（此两条，可去两膝两足间风邪。）

行此十六节讫，复端坐垂帘，握固冥心，以舌舐上腭，搅取华池神水漱三十六次，作咽咽声咽下，复闭气，想丹田之火自下而上，遍烧身体内外，蒸热乃止。

注

①趺坐：即双盘，佛教徒盘腿端坐的姿势，左脚放在右腿上，右脚放在左腿上。
②捩（liè）：扭转。

（愚按：老子导引四十二势，婆罗门导引[①]十二势，赤松子导引[②]十八势，钟离导引[③]八势，胡见素五脏导引法[④]十二势，在诸法中颇为妙解。然撮其功要，不过于此。学人能日行一二遍，久久体健身轻，百邪皆除，不复疲倦矣。）

注

①婆罗门导引：传统气功功法，初见于明代《遵生八笺》，是中国僧人托名编制，印度文献中无此功法记载。
②赤松子导引：传统气功功法，见《太清导引养生经》，收入《云笈七签》，赤松子是传说中古代养生家，为神农时的雨师。
③钟离导引：传统气功功法。钟离权姓钟离，名权，字云房，一字寂道，号正阳子，又号和谷子，唐代咸阳人，吕洞宾师，因为原型为东汉大将，故又被称作汉钟离。全真道尊他为“正阳祖师”，

后列为北宗第二祖，亦为道教传说中的八仙之一。

④胡见素五脏导引法：胡见素又名愔，号见素子，唐或唐以前人，其法初见于《道藏·黄庭内景五脏六腑补泻图》，也载于《遵生八笺》。五脏导引法，是专用以治疗五脏某些疾患的以动功为主的锻炼方法。

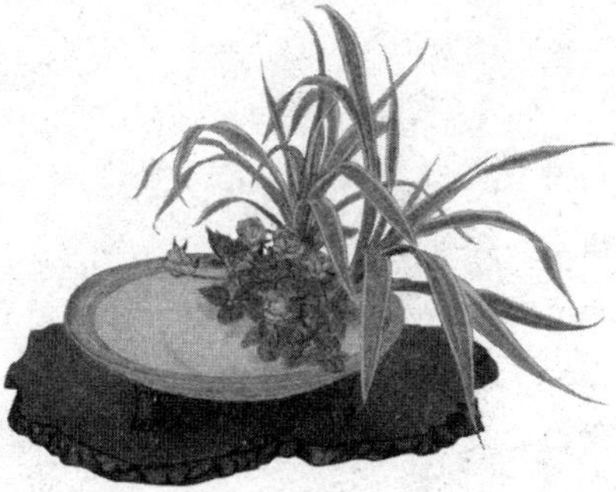

卷上

四时摄生篇

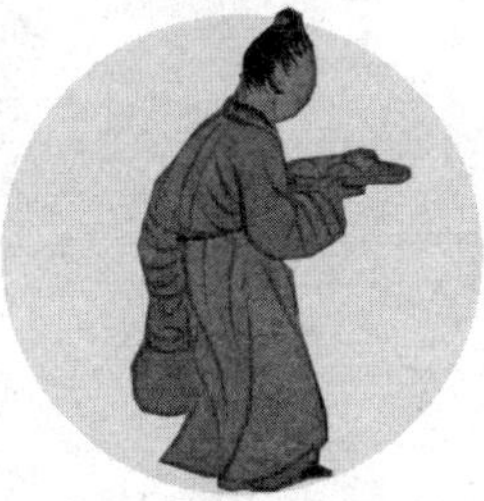

凡人在气交[①]之中，呼吸出入，皆接天地之气。故风寒暑湿，四时之暴戾，偶一中[②]人，壮者气行自愈，怯者则留而为病。宜随时加摄，使阴阳中度[③]，是谓先几[④]防于未病。

注

①气交：呼气与吸气交替。内丹术语认为是元神、元气相交，相对于形交而言。
②中（zhòng）：伤害。
③中（zhòng）度：合乎法度。
④几：细微之处。

春月阳气闭藏于冬者，渐发于外，故宜发散以畅阳气。《内经》曰："春三月，此谓发陈[①]，天地以生，万物以荣。夜卧早起，广步于庭。被发缓形，以使志生。生而勿杀，予而勿夺，赏而勿罚。此春气之应，养生[②]之道也，逆之则伤肝，夏为寒变。"故人当二月以来，摘取东引桃枝并叶各一握，水三碗，煎取两碗，空心服之，即吐却心膈痰饮宿热。春深稍宜和平将息，绵衣晚脱，不可令背寒，寒即伤肺，鼻塞咳嗽。如觉热即去之，冷则加之，加减俱要早起之时。若于食后日中，防恐感冒风寒。春不可衣薄，令人伤寒霍乱，消渴头痛。春冻未泮[③]，衣欲下厚而上薄。

注

①发陈：发散陈旧气息。

②养生：指培养生长机能，是对生命周期中四个阶段"生、长、收、藏"的第一个阶段"生"的养护，与后面"养长、养收、养藏"相并列。而现在广义"养生"指的是对生命身体的全面养护。

③泮（pàn）：分散。

夏三月，人身阳气发外，伏阴在内，是精神疏泄之时，特忌下利以泄阴气。《内经》曰："夏三月，此谓蕃秀，天地气交，万物华实。夜卧早起，无厌于日，使志无怒，使英华成实，使气得泄，若爱在外[①]，此夏气之应，养长之道也。逆之则伤心，秋为痎疟[②]。"故人常宜宴居静坐，节减饮食嗜欲，调和心志。此时心旺肾衰，精化为水，至秋乃凝，尤须保啬[③]，以固阴气。常宜食热物，使腹温暖，如瓜果、生冷、冰水、冷淘、豆粉、蜂蜜，尤不可食，食多秋时必患疟痢。勿以冷水沐浴并浴面及背，使人得虚热目病，筋脉厥逆，霍乱阴黄等疾。勿当风卧，勿眠中令人扇，汗出毛孔开，风邪易入，犯之患风痹不仁[④]，手足不遂[⑤]，言语蹇涩[⑥]。年壮或不即病，已种病矣。气衰者，未有不桴鼓相应[⑦]者。酒后尤当禁之。

注

①若爱在外：就像所喜欢的在外面一样，描写外泄之气向外流泄的样子。

②痎疟：疟疾的通称。

③保啬（sè）：比喻不要轻易泄精。啬，吝啬。

④不仁：没有知觉。

⑤手足不遂：手足机能受限，不能跟随人的意志而动。

⑥蹇涩：不顺利，不流畅。

⑦桴（fú）鼓相应：比喻相互应和，配合密切。桴，鼓槌。

秋三月，阳气当敛，不宜吐及发汗，犯之令人脏腑消烁[①]。《内经》曰："秋三月，此谓容平，天气以急，地气以明，早卧早起，与鸡俱兴，使志安宁，以缓秋刑。收敛神气，使秋气平，无外其志，使肺气清。此秋气之应，养收之道也。逆之则伤肺，冬为飧泄[②]。"若知夏时多食瓜果凉物，宜以童便[③]二碗，大腹槟榔五枚，细切水煎八分，生姜汁一分，和雪水三分，作两空早服。泻两三行，一夏所食冷物及膀胱宿水，悉为驱逐，不能为患。虽老年者亦宜服。如小心加慎饮食者，可不必也。泻后以薤白[④]粥同羊肾空心服之，胜如补剂。

注

①消烁（shuò）：失去光泽，比喻脏腑功能减弱。

②飧（sūn）泄：本病是肝郁脾虚，清气不升所致。

临床表现有大便泄泻清稀，并有不消化的食物残渣，肠鸣腹痛，脉弦缓等。

③童便：十二岁以下健康男孩子的尿，中医入药。

④薤（xiè）白：中药名。为百合科植物小根蒜或薤的干燥鳞茎。具有通阳散结、行气导致的功效。

冬三月，天地闭，气血藏，伏阳在内，心膈多热，切忌发汗以泄阳气。《内经》曰："冬三月，谓之闭藏，水冰地坼[1]，无扰乎阳。早卧晚起，必待日光，使志若伏若匿，若有私意，若已有得。去寒就温，无泄皮肤，使气亟[2]夺。此冬气之应，养藏之道也，逆之则伤肾，春为痿厥[3]。"故人当服浸酒药以迎阳气，虽然亦不可过暖，棉衣当晚着，使渐渐加厚。即大冷不宜向火烘炙[4]，恐损目，且手足心能引火入内，令人心脏燥，血液耗。衣服亦不太炙，冬月天寒，阳气内藏，若加以炙衣重裘[5]，向火醉酒，则阳太甚矣，如遇春寒，闭塞之久，不与发散，至春夏之交，阴气既入，不能摄运阳气，致有时行热症，甚而谵妄[6]狂越，皆由冬月不善保阴之故。

务宜自爱，寒热适中，此为至要，乃摄生之大法也。

注

①坼（chè）：裂。

②亟（jí）：急迫地。

③痿厥（wěi jué）：病证名。痿病兼见气血厥逆，以足痿弱不收为主证。

④炙：烤。

⑤重（chóng）裘：多层裘衣。

⑥谵（zhān）妄：胡言乱语。

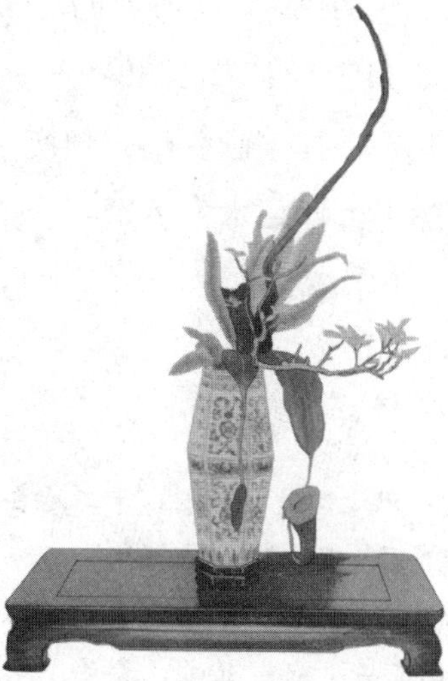

卷上

十二时[1]无病法

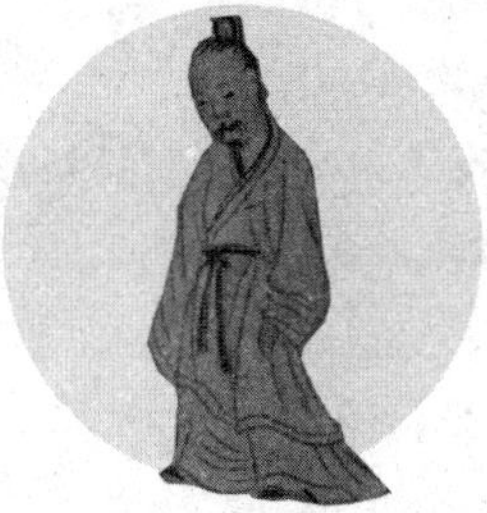

洁一室，穴南牖[2]，八窗通明，勿多陈列玩器，引乱心目。设广榻长几各一，笔砚楚楚，旁设小几一，挂字画一幅，频换。几上置得意书一二部，古帖一本，香炉一，茶具全。心目间常要一尘不染。

注

①十二时：古人以十二地支纪时。十二地支指：子、丑、寅、卯、辰、巳、午、未、申、酉、戌、亥。每个时辰代表2个小时，顺次代表时数为：子时，夜间11点到凌晨1点；丑时，凌晨1点到3点；

寅时，凌晨3点到5点；卯时，早上5点到7点；辰时，早上7点到9点；巳时，早上9点到11点；午时，中午11点到1点；未时，下午1点到3点；申时，下午3点到5点；酉时，下午5点到7点；戌时，晚上7点到9点；亥时，晚上9点到11点。

②牖（yǒu）：窗户。

【丑寅】时，精气发生之候，勿浓睡，拥衾[1]坐床，呵气一二口，以出浊气。将两手搓热，擦鼻两旁及熨两目五七遍。更将两耳揉卷，向前后五七遍，以两手抱脑，手心恰掩两耳，用食指弹中指，击脑后各二十四，左右耸身，舒臂作开弓势五七遍；后以两股伸缩五七遍；叩齿七七数；漱津满口，以意送下丹田，作三口咽。清五脏火，少息。

注

①衾（qīn）：被子。

【卯】见晨光，量寒温穿衣服，起坐明窗下，进百滚白汤一瓯[1]，勿饮茶，栉[2]发百下，使疏风散火，明目去脑热。盥漱毕，早宜粥，宜淡素，饱摩腹，徐行五六十步。取酒一壶，放案头，如出门先饮一二杯。昔有三人，皆冒重雾行，一病一死一无恙[3]。或问故，无恙者曰："我饮酒，病者食，死者空腹。"是以知酒力辟邪最胜。不出门或倦，则浮白[4]以养其气。

注

①瓯（ōu）：盆盂一类的瓦器。
②栉（zhì）：梳篦的总称。
③恙（yàng）：疾病。
④浮白：原意为罚饮满一杯酒，后亦称满饮或畅饮酒为浮白。

【辰巳】二时，或课儿业，或理家政，就事欢然，勿以小故动气。杖入园林，督园丁种植蔬果，芟[1]草灌花莳[2]药。归来入室，闭目定神，咽津约十数口。盖亥子以来，真气至，巳午而微，宜用调息以养之。

注

①芟（shān）：除去杂草。
②莳（shì）：移栽。

【午】餐量腹而入，食宜美。美非水陆毕具，异品殊珍。柳公度[①]年八十九，尝语人曰：我不以脾胃熟生物，暖冷物，软硬物。不生、不冷、不硬，美也。又勿强食，当饥而食，食勿过饱，食毕起行百步。摩腹又转手摩肾堂令热，使水土运动，汲[②]水煎茶。饮适可，勿过多。

注

①柳公度：唐代养生家，年八十有余，尚强有力，常说："吾初无术，但未尝以气海暖冷物，熟生物，不以元气佐喜怒耳。"位至光禄少卿。

②汲（jí）：从井里打水。

【未】时就书案，或读快书，怡悦神气；或吟古诗，畅发悠情。或知己偶聚，谈勿及阃[①]，勿及权势，勿臧否人物，勿争辨是非，当持寡言养气之法。或共知己闲行百余步，不衫不履，颓然自放，勿从劳苦狥[②]礼节。

注

①阃（kǔn）：内室，借指妇女。

②狥（xùn）：同"徇"，屈从，依从。

【申】时点心，用粉面一二物，或果品一二物，弄笔临[1]古帖，抚古琴，倦即止。

注

①临：照样子摹仿字画。

【酉】时宜晚餐勿迟，量饥饱勿过，小饮勿醉，陶然[1]而已。《千金方》云："半醉酒，独自宿，软枕头，暖盖足。"言最有味。课子孙一日程，如法即止，勿苛。

注

①陶然：指喜悦、快乐的样子。

【戌】时篝[1]灯，热汤濯[2]足，降火除湿，冷茶漱口，涤一日饮食之毒。默坐，日间看书，得意处复取阅之，勿多阅，多伤目，亦勿多思。郑汉奉曰："思虑之害，甚于酒色。思虑多则心火上炎，火炎则肾水下涸，心肾不交，人理绝矣。"故少思以宁心，更阑[3]方就寝。涌泉二穴，精气所生之地，寝时宜擦千遍。

榻前宜烧苍术诸香，以辟秽气及诸不祥。

注

①篝（gōu）：竹笼。

②濯（zhuó）：洗。

③更阑：更深夜残。

【亥子】时，安睡以培元气，身必欲侧，屈上一足。先睡心，后睡眼，勿想过去、未来、人我等事。惟以一善为念，则怪梦不生，如此御气[1]调神，方为自爱其宝。

注

①御气：制御血气，控制意气。

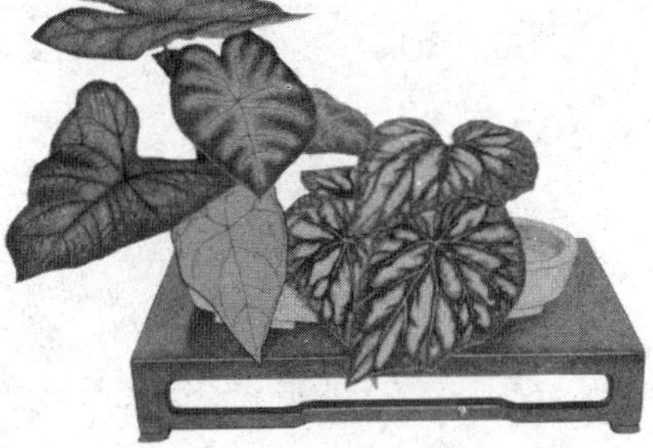

卷上

静功六字却病法

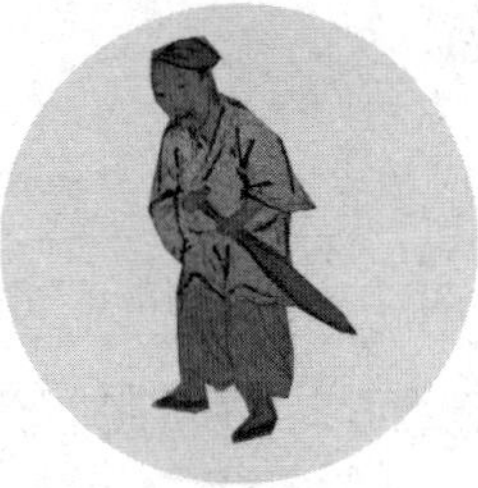

六字出息，治病之旨。常道从正，变道从权。

嘘　应肝　春行之　肝病行之

呵　应心　夏行之　心病行之

呼　应脾　四季行之　脾病行之

呬　应肺　秋行之　肺病行之

吹　应肾　冬行之　肾病行之

嘻　应三焦　热病行之

上六字诀，《道藏·玉轴经》[1]云：言世人五脏六腑之气，因五味熏灼，又被七情六欲所乱，积久成患，以致百骸受病。故太上[2]悯之，以六字气诀，治五脏六腑之病。其法行时宜静室中，暖帐厚褥，盘足趺坐，将前动功略行一次。初学静功，恐血脉不利，故先行动功，后及静功。若七日后，不必行动功。行动功毕，即闭固耳目口齿，存想吾身。要身似冰壶，心如秋月，良久待其呼吸和，血脉定，然后口中微放浊气一二口，然后照前节令行之。

注

①《道藏·玉轴经》：《道藏》包括明英宗正统十年（1445）邵以正督校的《正统道藏》和神宗万历三十五年（1607）张国祥主持的《万历续道藏》，共五千四百八十五卷，规模仅次于《四库全书》。除道教教义、教规外，涉及天文、地理、哲学、医学、生物、化学、气功等，为我国珍贵文化遗产。《玉轴经》为《道藏》收录的图书之一。

②太上：指太上老君，也就是老子，姓李名耳，字伯阳，又号老聃。

假如春月，须低声念“嘘”字，不可令耳闻。闻即气粗，粗恐气泄耳。放“嘘”字气尽，即以鼻收清气，入于本经，仍及丹田。一收一放，各二十四，或三十六。余仿此。乃时令运行之常道也。

假如秋月，患目疾，应乎肝，当行“嘘”字。又如春患虚黄，当行“呼”字，此乃权变病应之法。

独肺部之疾，肺本主气，不得行此法。宜专行咽津功夫，降火甚捷。

（凡修此道，须择子日子时起首，二十七日为期。如耳聋、虚劳、鼓膈之症，顿然自愈。行之既久，腹中自闻漉漉有声，内视[1]自有一种景象，百病除而精神充矣。至于炼精化气，炼气化神，炼神还虚，则又向上功夫，兹不具述。）

注

①内视：内丹术语，指神不外游，反观自照。

卷上

念六字口诀歌

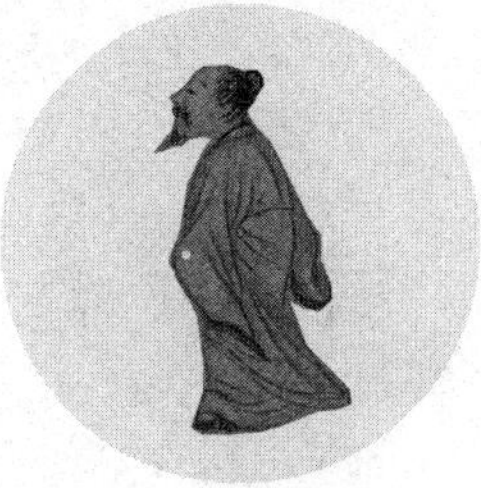

肝若（嘘）时目睁开，肺如（呬）气双手擎，心（呵）顶上连叉手，肾（吹）抱取膝头平，脾病（呼）时须撮口[1]，三焦客热卧（嘻）宁。

注

①撮口：把口聚拢。

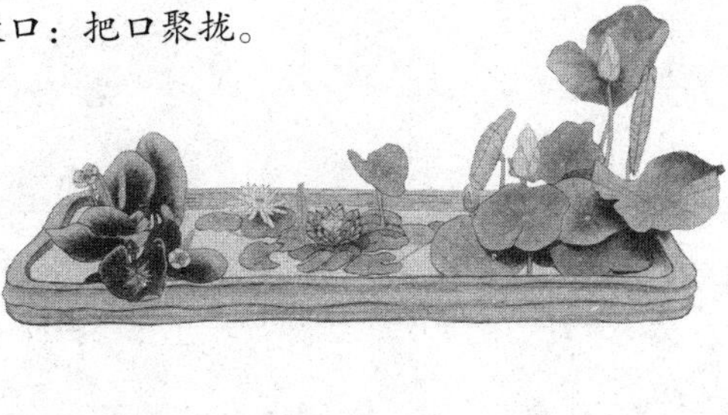

卷上

四季却病六字诀

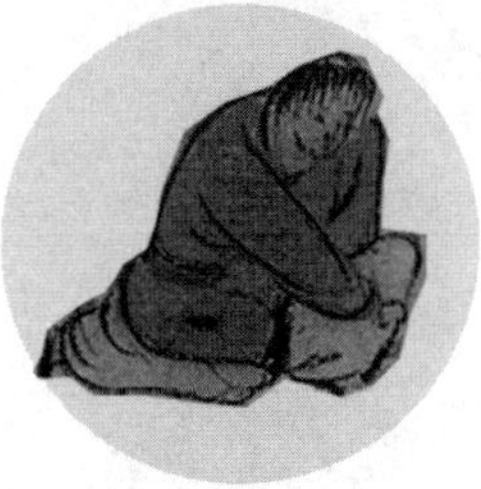

春（嘘）明目大扶肝，夏至（呵）心火自阑[①]，秋（呬）定知肺金润，冬（吹）惟令肾中安，三焦（嘻）却除烦热，四季常（呼）脾化餐。切忌出声闻口耳，其功尤胜保神丹。

注

①阑：将尽。

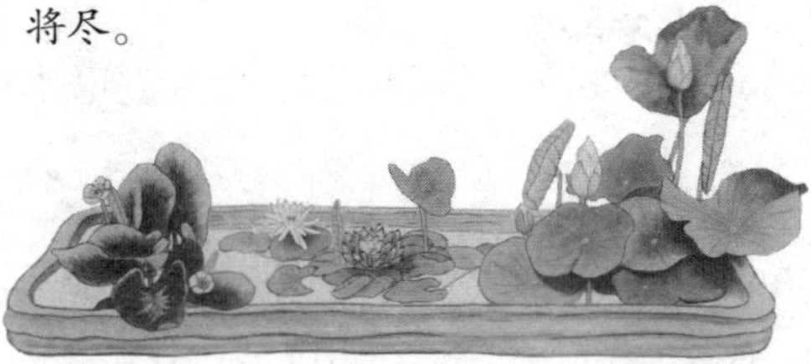

卷上 调息

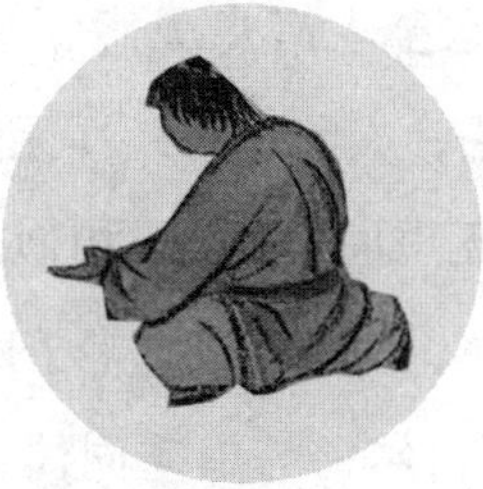

调息一法，贯彻三教[1]。大之可以入道，小用亦可以养生，静功之最上一乘法也。故迦文[2]垂教，以视鼻端白数出入息，为止观[3]初门。

注

①三教：自东汉佛教传入中国后，儒、佛及中国土生土长的道教合称为三教。

②迦文：释迦牟尼佛，也称释迦文佛。

③止观：佛教名词，止是禅定，观是般若，止是放下，观是看破，有止观才能断得了贪念，修止必须同时修观。马鸣菩萨说："若人唯修于止，则心沉没，或起懈怠，不乐众善，远离大悲，是故修观。"

故止观指止、观并用的修行方法。

庄子《南华经》[①]曰：至人[②]，之息以踵。《大易·随卦》[③]曰：君子以向晦[④]入宴息。王龙溪[⑤]曰：古之至人有息无睡，故曰向晦入宴息[⑥]。宴息之法，当向晦时，耳无闻，目无见，四体无动，心无思虑，如种火相似。元天、元神、元气，停育相抱，真意绵绵。老子曰“绵绵若存”是也。其开合自然，与虚空同体，故能与虚空同寿也。世人终日营营，精神困败，藉此夜间一睡，始彀[⑦]日间之用。不能调之，一点光明，尽被后天尘浊所蔽，是谓阳陷于阴也。

注

①《南华经》：本名《庄子》，是道家的主要代表作，是战国早期庄子及其门徒所著，到了汉代道教出现以后，便尊之为《南华经》，且封庄子为南华真人。

②至人：内丹术语，指神气相合的人。

③《大易·随卦》：《大易》，指周易，是三《易》（《连山》《归藏》《周易》）之一，是中国古代哲学的源头。随卦是《周易》中六十四卦之一。

④向晦（huì）：天将入黑。晦，昏暗。

⑤王龙溪：王畿（1498~1583），字汝中，号龙溪，学者称龙溪先生，浙江山阴（今绍兴）人，中国明代思想家。师事王守仁，为王门七派中“浙中派”创始人，著有《龙溪全集》二十卷。

⑥宴息：安乐地呼吸。

⑦彀（gòu）：同“够”。

调息之法，不拘时候，平身端坐，解衣缓带，务令适然，口中舌搅数次，微微吐出浊气，不令有声，鼻中微微纳之，或三五遍，二七遍，有津咽下。叩齿数通，舌抵上腭，唇齿相着，两目垂帘，令胧胧然，渐次调息，不喘不粗，或数息出，或数息入。从一至十，从十至百，摄心在数，勿令散乱。如心息相依，杂念不生，则止勿数，任其自然，坐久愈妙。若欲起身，须徐徐舒放，手足勿得遽[1]起。能勤行之，静中光景，种种奇特，直可明心见性，不但养身全生而已。出入绵绵，若存若亡，神气相依，是为真息，息息归根，自能夺天地之造化，长生不死之妙道也。

注

①遽（jù）：急促。

苏子瞻[①]《养生颂》云：已饥方食，未饱先止，散步逍遥，务令腹空。当腹空时即便入室，不拘昼夜，坐卧自便，唯在摄身。使如木偶，常自念言，我今此身，若少动摇，如毫发许，便坠地狱，如商君法，如孙武令[②]，事在必行，有死无犯。又用佛言及老子曰：视鼻端白数出入息，绵绵若存，用之不竭，数至数百，此身寂然，此身兀然[③]，与空虚等，不烦禁制，自然不动。数至数千，或不能数，则有一法，强名曰随，与息俱出，复与俱入，随之不已。一旦自住，不出不入，忽觉此息从毛窍中八万四千，云蒸雨散，无始以来，诸病自除，诸障自灭，定能生慧，自然明悟。譬如盲人忽然有眼，此时何用求人指路！是故老人言尽于此。

注

①苏子瞻：指苏轼（1037~1101），字子瞻，又字和仲，号东坡居士，世称苏东坡、苏仙，北宋眉州眉山（今属四川省眉山市）人，北宋著名文学家、书法家、画家。撰有《养生诀》《养生颂》等有关气功养生保健方面的篇章，流传较广。

②商君法、孙武令：此处皆指令行禁行，法令效果

立竿见影。商君指商鞅（约公元前395年～公元前338年），战国时期政治家、改革家、思想家，法家代表人物，卫国（今河南省安阳）人，卫国国君的后裔，姬姓公孙氏，故又称卫鞅、公孙鞅。后因在河西之战中立功获封商于十五邑，号为商君，故称之为商鞅。孙武（约公元前545年～公元前470年），字长卿，春秋末期齐国乐安人。中国春秋时期著名的军事家、政治家，尊称兵圣或孙子（孙武子），被誉为“百世兵家之师”“东方兵学的鼻祖”。

③兀然：高高突起的样子。

小周天法：先将身心澄定，面东趺坐，平坐亦可，但前膝不可低，肾子[①]不可着物。呼吸和平，以手作三昧印[②]，掐无名指，右掌加左掌上，按于脐下，叩齿三十六通，以集心神，赤龙搅海，内外三十六遍。赤龙，舌也；内外，齿内外也。双目随舌运转，舌抵上腭，静心数息，三百六十周天毕，待神水满，漱津数遍，用四字诀（摄提谷道，舌抵上腭，目闭上视，鼻吸莫呼）。从任脉撮过谷道，到尾闾，以意运送，徐徐上夹脊中关，渐渐速些，闭目上视，鼻吸莫呼，撞过玉枕（颈上脑后骨），将目往前一忍，直转昆仑（头顶），倒下鹊桥（舌），分津送下重楼[3]，入离宫（心也），而至气海（脐下穴也）。略定一定，复用前法，连行三次，口中之津，分三次咽下，所谓天河水逆流也。静坐片时，将手左右擦丹田一百八下，连脐抱住，放手时，将衣被脐腹间围住，勿令风入。（古所谓养得丹田暖暖热，此是神仙真妙法。）次将大指背擦热，拭目十四遍，去心火；擦鼻三十六遍，润肺；擦耳十四遍，补肾；擦面十四遍，健脾。两手掩耳鸣天鼓，徐徐将手往上，即朝天揖，如是者三，徐徐呼出浊气四五口。鼻收清气，两手抱肩，移筋换骨数遍，擦玉枕关二十四下，擦腰眼（即肾堂）一百八下，擦足心（即涌泉）各一百八下，谓之一周。久久行之，精神强旺，百病不生，长生耐老。

注

①肾子：导引学名词，指睾丸。

②三昧印：住于寂然不动三昧之相，又作“三摩地印”。于密教中法界定印，即右手掌上仰安置于左手掌上，拇指互拄，乃胎藏界大日如来之印。

③重楼：内丹术语，指喉咙。

清心说

卷上

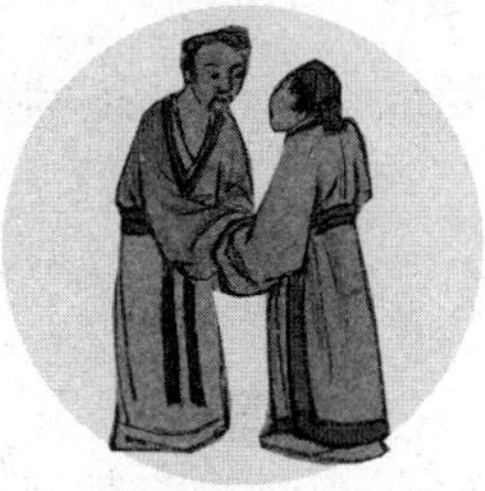

夫既行运气功夫，又加以动功，再及静功，则胸膈舒泰，气血流行，宿疾沉疴[①]，为之顿去。但此心不清，或预料将来，或追悔已往，或为钱财，或为声色，或为意气，种种妄想，缠绵纠结，杂乱其心，则欲火内生，气血复乖[②]，前功尽废矣。

注

①宿疾沉疴（kē）：指重病、旧病。疴，病。

②乖：违背情理，不正常。

病者于是时当自想曰：向者我病笃[1]时，九死一生，几为尘下之土，无复立人间世矣。今幸得再生，此余生也。声色货利，皆身外之余物，至于意气争执，尤觉无谓。儿孙自有儿孙福，更无纤毫牵挂。一切世味淡然漠然，但得自在逍遥，随缘[2]度日足矣。即此却病之方，即此延年之药。

注

①笃（dǔ）：沉重。

②随缘：随顺机缘，不勉强。

又曰：钱财所以养生，若贪取之，必致伤生；声色所以悦心，若过恋之，必致损身；意气所以自高，若争竞之，反取自辱；酒肉所以适口，若沉酣[1]之，反能为害。故曰：酒色财气伤人物，多少英雄被他惑，若能打退四凶魔，便是九霄云外客。

注

①沉酣：醉心于某事。这里指沉溺于酒肉之中。

又曰：一人之身，一国之象也。胸臆之间，犹宫府焉；肢体之位，犹郊境焉，骨节之分，犹四衢[1]焉；血脉之道，犹百川焉。神犹君也，精犹臣也，气犹民也。故至人能理其身，犹人君能治其国。爱民安国，爱气全身。民弊国亡，气衰身谢。故善养生者，先除六害。一曰薄名位，二曰廉货财，三曰少色欲，四曰减滋味，五曰屏虚妄，六曰除嫉妒。如六者尚存，不能自禁，即道经空念，其如衰朽，安得挽乎！

注

①四衢（qú）：四通八达的大路。衢，大路。

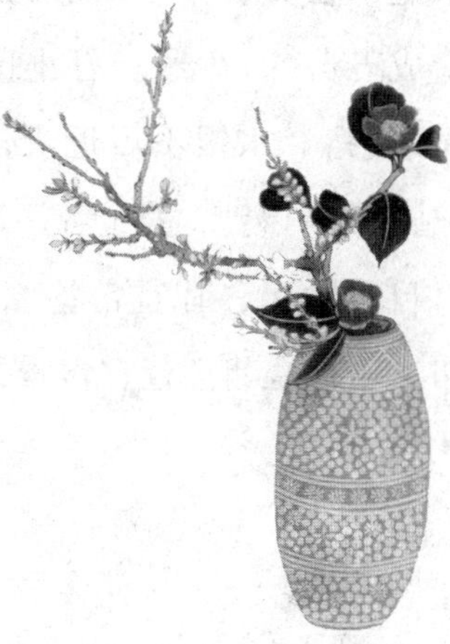

卷上 修养余言

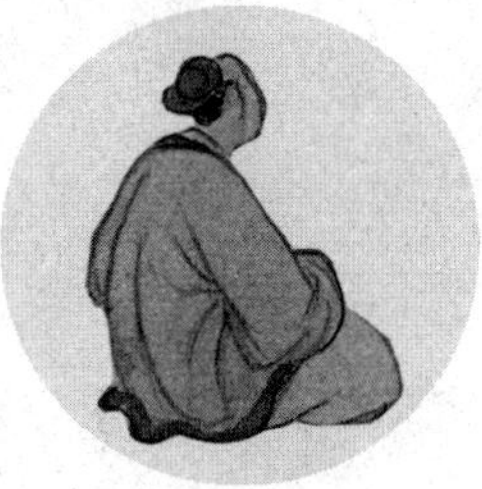

孙真人曰：人年四十以上，勿食泻药。人有所怒，血气未定，若交合，令人发痈疽[①]。远行疲乏入房，成五劳[②]，少子。忍小便膝冷成淋[③]。忍大便成气痔。水银不可近阴，鹿豕二脂不可近阴，皆令人阴痿[④]。养生者，发宜多梳，面宜常擦。目宜常运，耳宜常筌[⑤]，舌宜抵腭，齿宜常叩，津宜常咽，背宜常暖，胸宜常护，腹宜常摩。

注

①痈疽（yōng jū）：毒疮，发生于体表、四肢、内

脏的急性化脓性疾患。痈发于肌肉，红肿高大，多属于阳证；疽发于骨之上，平塌色暗，多属于阴证。痈疽症见局部肿胀、焮热、疼痛及成脓等。

②五劳：有三种解释，其一，指久视、久卧、久坐、久立、久行五种过劳致病因素；其二，指志劳、心劳、忧劳、思劳、瘦劳五种情志劳伤；其三，指肝劳、心劳、脾劳、肺劳、肾劳五脏劳伤疾病。

③淋：这里指淋证，以小便频数短涩、淋沥刺痛、小腹拘急引痛为症状的疾病。

④阴痿：即“阳痿”，男子性功能障碍，阴茎不能勃起。

⑤筌（quán）：捕鱼的竹器。

谷道宜常撮，足宜常擦涌泉。一身皮肤，宜常干浴。大小便，宜咬齿勿言。又须省多言，省笔札，省交游，省妄想。所一息不可省者，居敬养心耳。饥勿过饱，饱食成癖病[①]。饱食夜卧失覆，多霍乱[②]。时病瘥[③]，勿食脍[④]，成痢。食脍勿食乳酪，成虫病。食兔肉勿食姜，成霍乱。勿食父母本命所属之肉，欲令寿永。勿食自己本命所属肉，欲令魂魄安宁。勿食一切脑，恐损神。勿食盘面上众人先用物，成结气。凡食毕漱口数过，令人齿固。凡食皆熟胜生，少胜多。春天不可衣薄，令伤寒霍乱。

注

①癖病：指痞块生于两胁，时痛时止的病证。多由饮食不节，寒痰凝聚，气血瘀阻所致。

②霍乱：又称触恶。泛指突然剧烈吐泻，心腹绞痛的疾病。多因暑天感湿，或饮食失节。

③瘥（chài）：病愈。

④脍：细切的肉、鱼。

湿衣汗衣勿着，令发疮疡[1]。夜卧头勿向北，并勿近火炉，恐损目。夜卧常习闭口，开则气耗，又恐异气入口，慎之。凡入梦魇[2]，不得燃灯唤之，亦不可近而急嗔。夜梦恶勿说，且起口含凉水，向东噀[3]之，咒曰："恶梦着草木，好梦成珠玉。"即解。凡梦善恶，勿说获吉。居处切防令有小隙，小隙之风最劣，勿忍急避。凡在家在外，忽遇大风大雨，震雷昏雾，必是诸煞[4]鬼神经过，宜入室闭户，烧香恭默，过后乃出，否则恐招损获咎。

注

①疮疡：古代用以泛指多种外科疾患，包括体表的

肿疡及溃疡、痈、疽、疔疮、疖肿等有关皮肤病的内容。

②梦魇（yǎn）：指在睡眠时，因梦中受惊吓而喊叫，或觉得有什么东西压在身上，不能动弹。常伴以压抑感和胸闷而使人惊醒，睡眠中做一些感到压抑而呼吸困难的梦。

③噀（xùn）：含在口中而喷出。

④煞（shà）：迷信的人指凶神。

《琐碎录》[①]云：卧处不可以首近火，恐伤脑，亦不可当风，恐患头风[②]。背受风则嗽，肩受风则臂疼。善调摄者，虽盛暑不当风及坐卧露下。

又云：戒酒后语，忌食时嗔[③]，忍难忍事，恕不明人。口腹不节，致病之因；念虑不正，杀身之本。

又曰：酒不顾身，色不顾病，财不顾亲，气不顾命。当其未值，孰不明知，亦能劝人，及到自临其境，仍复昏迷，当此之时，再思猛省。

注

①《琐碎录》：宋朝温革编著。他广泛搜集撮引前人的精粹，特别是有关养生方面的经验，并结合

自己的体会编成。共三卷。

②头风：经久难愈的头痛病。

③嗔（chēn）：发怒，生气。

《杨廉夫[1]集》有《路逢三叟词》云：上臾前致词，大道抱天全；中叟前致词，寒暑每节宣；下叟前致词，百处半单眠。尝见后山[2]诗中一词亦此意，盖出应璩[3]，璩诗曰：昔有行道人，陌上见三叟，年各百岁余，相与锄禾莠。往前问三叟，何以得此寿？上叟前致词，室内姬粗丑，二叟前致词，量腹节所受；下叟前致词，夜卧不覆首。要哉三叟言，所以能长久。

注

①杨廉夫：即杨维桢（1296~1370），元末明初著名诗人、文学家、书画家和戏曲家。字廉夫，号铁崖、铁笛道人，又号铁心道人、铁冠道人、铁龙道人、梅花道人等，晚年自号老铁、抱遗老人、东维子。进士出身，元末农民起义时，隐居富春山。

②后山：北宋人，原名陈师道（1053~1102），字无己，号后山居士。一生安贫乐道，闭门苦吟。著有《后山先生集》，词有《后山词》。

③应璩（qú）：三国时魏人，作《三叟诗》，用以

说明长寿养生之道，为后世所重。

保养之道无他，在于平日饮食男女之间，能自节爱，即是省身修德。若恣肆[1]无忌，即是过恶，潜滋暗长，甚则疾病应之。虽因风寒外感，或缘内伤七情，实由人违犯圣教[2]，以致魂魄相离，精神失守，肌体空疏，百骸不遂，风寒邪气，得以中入。

注

①恣肆：肆意妄为，无所顾忌。

②圣教：圣人的教诲。

若有德者，虽处幽暗，不敢为非，虽居荣禄，不敢为恶，量体而衣，随分而食，虽富贵不敢恣欲，虽贫贱不敢强求，是以外无残暴，内无疾病也。盖心内澄，则真神守其位；气内定，则邪秽[1]去其身。行诈欺，则神昏；行争竞，则神沮。轻侮于人，必减算；杀害于物，必伤年。行一善则神魂欢，作一恶则心气乱。人能宽泰自居，恬淡自守，则形神安静，灾病不生，福寿永昌，由兹伊始。

注

①邪秽：邪恶污秽的意思。

人之遘[1]疾者，始于心，忘其身，而病生，继则过患其身，而病不去。忘身者，在康强时，不择味而饱，不择风而裸，不择时而色，不择醒而醉，不择里而趋，不择性而喜怒哀乐。故病乘吾所弗备，即至也，悔无及。

注

①遘（gòu）：相遇。

夫人之涕唾便溺也，必有气焉以充之而后出。草木之华，鸟兽之羽毛也，亦必有脉焉以贯之而后荣，是故气脉之贵乎养也。

已上诸仙垂训，皆却病良方，延年妙诀，虽非金丹大旨，然由此而进，未尝不可以入道也。嗣有大周天[1]三炼要旨。容图灾木，就正宇内。

注

①大周天：古代天文术语，指地球绕太阳转一圈。此处为内丹术语，指内丹术功法中的第二阶段，即炼气化神的过程。它是在小周天阶段基础上进行的。内丹术认为，通过大周天，使神和气密切结合，相抱不离，以达到延年益寿的目的。称它为大，是由于它的内气循行，除沿任督两脉外，也在其他经脉上流走，相对来说，范围大于小周天，故称为大周天。

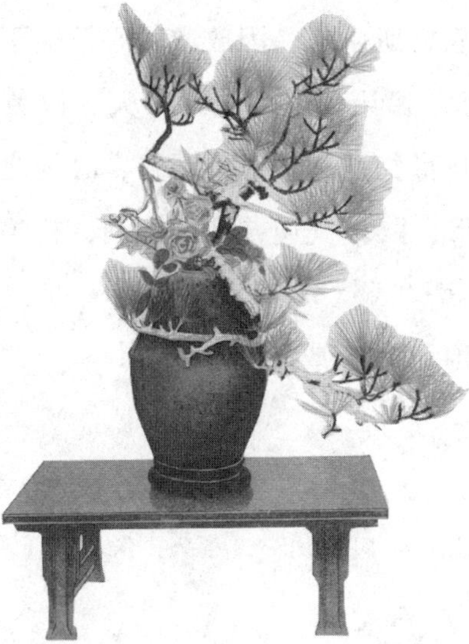

卷下 服药须知

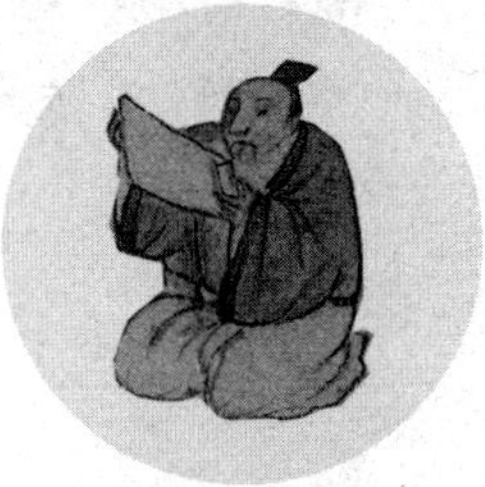

夫病之所由来，因放逸其心，逆于生乐，以精神狥[1]智巧，以忧患狥得失，以劳苦狥礼节，以身世狥财利。四狥不置，心为之病也。极力劳形，躁暴气逆，当风饮酒，食嗜辛咸，肝为之病矣。饮食失节，温凉失度，久坐久卧，大饱大饥，脾为之病矣。

注

①狥（xùn）：同“徇”，屈从，依从。

呼叫过常，辨争陪答，冒犯寒暄，恣食酸咸，肺为之病矣。久坐湿地，强力涉远，纵欲劳形，三田[1]漏溢，肾为之病矣。五病既作，故未老而羸[2]，未羸而病，病至则重，重则必毙。呜呼！是皆弗思而自取之也。

注

①三田：上、中、下三个丹田。
②羸（léi）：瘦弱。

今既病矣，而后药之，得非临渴掘井乎！然必以慎起居，戒暴怒，简言语，清心寡营，轻得失，收视听，节饮食，忌肥浓、炙煿[1]、生冷。凡食勿顿而多，任可少而频，食不欲急，急则伤脾，法宜细嚼缓咽，勿太热，勿太冷，又不得杂，杂则物性或有相反，则脾与胃不大可虑哉！苟能慎之，服药自效。设仍率性任情，不守戒忌，岂特药力无功，而其疾更剧矣，是不可不慎。

注

①煿（bó）：煎炒或烤干食物。

卷下

煎药有法

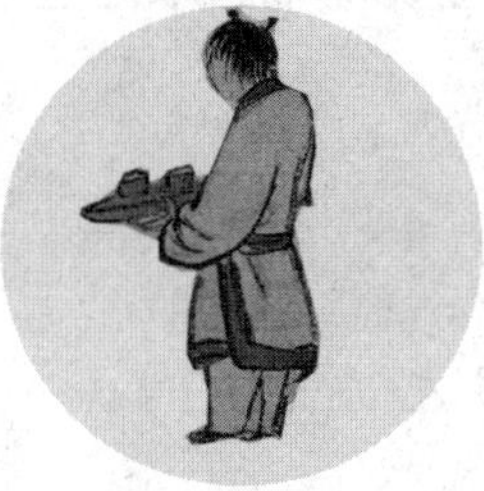

一慎用水，按方书所载。

长流水：即千里水，但当取其流长而来远耳。不可泥于千里之外者，以取其来远通达，用以煎治手足四肢病，及通利二便之药也。

急流水：湍[1]上峻急之流水也，以其急速而达下，取以煎利二便及足胫[2]之风湿[3]药也。

注

①湍（tuān）：急流，急流的水。

②胫（jìng）：小腿。

③风湿：人体感受风、寒、湿邪而致身痛或身重、

关节疼痛、屈伸不利的疾病。

顺流水：其性顺而下流，故亦取治下焦、腰膝之病，及二便之药也。

逆流水：慢流洄澜[①]之水也，以其逆而倒流，取其调和发吐痰饮之药也。

注

①澜（lán）：波浪。

半天河水：即长桑君[①]授扁鹊饮以上池之水，乃竹篱藩头管内所盛之水也，取其自天而降，未受下流重浊之气，故可以炼还丹、调仙药之用。

注

①长桑君：古代良医扁鹊的师父。《史记》中记载，扁鹊少年时为人舍长，有位名叫长桑君的舍客，每次来的时候，扁鹊都非常恭敬地接待他，热情周到地服侍他。扁鹊恭谨的服务态度感动了长桑君，长桑君就给了他一些珍藏的药物，并且把一些秘不示人的禁方都送给了他。扁鹊把长桑君给的药三十天全部吃完了，从此可以洞

察人的一切。他给人诊病，能用肉眼清楚地看见人体五脏的症结。

春雨水：立春日，空中以器盛接之水，其性始得春升生发之气，可以煎补中气及清气不升之剂。古方谓妇人无子者，于立春日清晨，以器盛空中之雨水，或者日百草晓露之水，夫妻各饮一杯，还房当即有孕，取其资始资生，发育万物之意耳。

秋露水：其性禀收敛肃杀[1]之气，取煎祛祟[2]之药，及调敷虫疥[3]、癣疮、风癞[4]之用。

注

①肃杀：形容秋季树叶凋零、寒气逼人的情景。
②祟（suì）：指鬼怪或鬼怪害人。
③虫疥（jiè）：肝经风盛为虫所袭，证多发于手指缝间，瘙痒剧烈，奇痒难忍，抓其而不知疼痛，时间久了指缝间会有细虫可见。
④风癞（lài）：又称癞风，麻风病的一种。多因用力过度、饮食相违、冷热至甚，有虫生于五脏及皮肉筋节，日久致其坏散导致。

井华水：清晨井中第一汲者，其天一真元之气浮结水面，取煎滋阴之剂及修炼丹药之用。

新汲水：井中新汲未入缸瓮者，取其无所混浊，用以煎药为洁。

甘澜水：以器盛水，又以器扬濯之，使其珠沫盈于水面，约以百次为度，取其性变温柔，能理伤寒阴症[1]。

潦水：即无根水，山谷中无人处，新坎中水也，取其性止而不流，且有土气，清者可煎调脾胃、补中气之剂。

注

①伤寒阴症：指伤寒病的太阴、少阴、厥阴证。

冬霜水：阴盛则露结而为霜，霜能杀物，性随时异也。解酒毒，治热病。收霜法：鸡羽刷，贮瓶密封候用，一方治寒热疟[1]，秋霜一钱[2]，热酒送下，奇效如神。

腊雪水：冬至后第三戌为腊，其水解时疫、丹石毒[3]。煎茶煮粥，止消渴，洗目赤如神，及调和杀虫药用。

注

①寒热疟：病名。以间歇性寒战、高热、出汗为特征的传染病。多发于夏秋季节山林多蚊地带。

②一钱：古代重量单位，十分等于一钱，十钱等于一两。

③丹石毒：因恣意服用金石类丹药引起的中毒。

阴阳水：即生熟水，新汲水合百沸汤，和匀是也。入烧盐饮之，消醉饱过度。霍乱肚胀者，饮一二升，吐出痰食即痊[1]。凡霍乱呕吐，不能令纳食[2]，其势危者，先饮数口即定。

注

①痊：病情好转，恢复健康。

②纳食：进食。

菊英水：蜀中有长寿源，其源多菊花，而流水皆菊花香，居人饮其水者，寿皆二三百岁。故渊明好植菊花。日采其华英浸水烹茶，期延年也。夫《本草》[1]虽有诸水之名，而未及其用，今特表而出之。

注

①《本草》：即《本草纲目》，药学著作，五十二卷，明代李时珍撰。全书190多万字，收载药物1892种，附药图1109幅，阐发药物的性味、主治、用药法则、产地、形态、采集、炮制、方剂配伍等，并载附方11096首。书中不仅考证了过去本草学中的若干错误，综合了大量科学资料，提出了较科学的药物分类方法，并反映了丰富的临床实践。是一部具有世界性影响的博物学著作。

按《千金方》云：煎人参须用流水，用止水即不验。今甚有宿水煎药，不惟无功，恐有虫毒，阴气所侵，益蒙其害。即滚汤停宿者，浴面无颜色，洗身成癣[1]。已上诸水，各有所宜，临用之际，宜细择焉。

注

①癣：发生在表皮、毛发、指（趾）甲的浅部真菌性皮肤病。

一慎火候，按方书所载。

桑柴火：桑木能利关节，养津液，得火则

良。《抱朴子》[1]云：一切仙药，不得桑煎不服。桑乃箕星[2]之精，能助药力，除风寒痹痛。久服不患风疾故也。

栎[3]炭火：宜锻炼一切金石之药，以其坚也。

金粟火：即粟米壳也，炼丹药用。

烰炭[4]火：宜烹煎焙炙百药丸散。

白炭：误吞金银铜铁在腹，烧红急为末，煎汤呷之，甚者刮末一钱，井水调服，未效再服。又解水银轻粉毒。

石炭：今西北所烧之煤即是，不入药用。

芦荻火、竹火：宜煎一切滋补药。

按：火有文武。从容和缓，不疾不徐，文火也。恐炽焰沸腾，则药汁易涸，气味不全耳，并用纸蘸水封器口煎之。如煎探吐痰饮之剂，当用武火，取其急速而发吐之也。

注

①《抱朴子》：东晋时期葛洪所撰。全书总结了魏晋以来的神仙家的理论，确立了道教神仙理论体系，并继承了魏伯阳的炼丹理论，集魏晋炼丹术之大成。它也是研究我国晋代以前道教史及思想

史的宝贵材料。

②箕星：星宿名，东方青龙七宿的最后一宿。相传箕星主风。

③栎（lì）：落叶乔木，通称柞树。

④烰（fú）炭：从家用炉灶中收取的柴炭。

一慎煎器。必用砂铫[1]瓦罐。如富贵家，净银之器，煎之更妙。切忌油秽腥气，铜、锡、铁锅。或煎过他药者，必涤洁净，器口用纸蘸水封之。

注

①铫（diào）：煎药或烧水用的器具。

一慎煎药之人。有等鲁莽者，不按水火，率意[1]煎熬，或药汁太多而背地倾藏，或过煎太少而私搀茶水，供应病人，惟图了事。必择谨慎、能识火候者，或亲信骨肉，按法煎造。其去渣必用新绢滤净，取清汁服。

注

①率意：随意，轻率。

一慎服药。凡病在胸膈以上者，先食而后药；病在心腹以下者，先药而后食；病在四肢血脉者，宜饥食而在旦；病在骨髓者，宜饱食而在夜。在上不厌频而少，在下不厌频而多。少服则滋润于上，多服即峻补于下，其药气与食气[1]不欲相逢，食气下则服药，药气退则进食，有食前食后服，宜审此意。

注

①食气：饮食物之气。

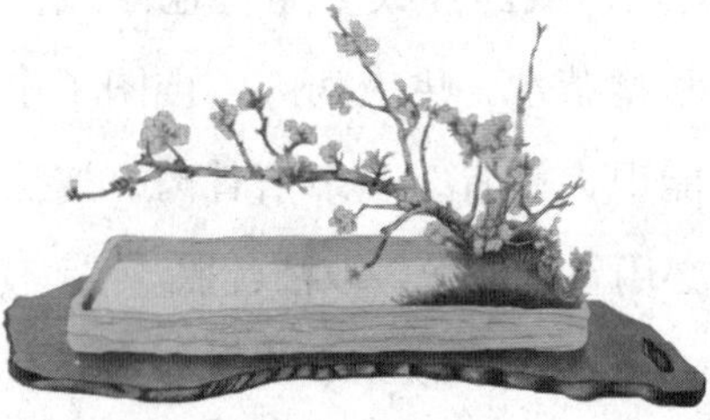

卷下 服药忌食

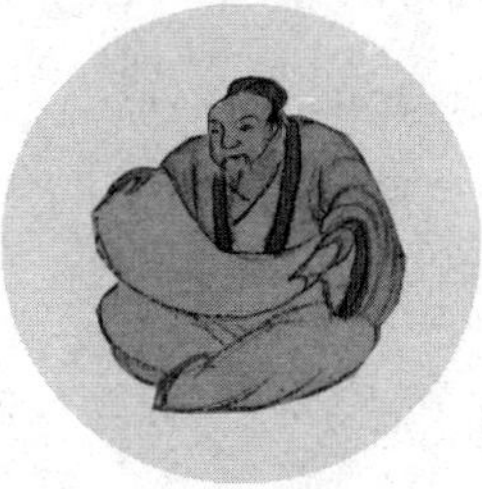

凡服药，不可杂食肥腻、鱼酢[1]、陈羹[2]、犬豕[3]诸肉，及胡荽、生蒜、葱、韭、生菜、瓜果、生冷、滑滞之物。并忌见死尸、产妇、淹秽[4]等事。

有苍术：忌桃、李、雀肉、青鱼、蛤、菘菜。

有黄连、胡黄连：豕肉、冷水并忌。

有甘草：忌豕肉、海菜、菘菜。

有桔梗、远志、乌梅：忌豕肉、冷水、生葱。

有地黄、何首乌：忌一切血、葱、蒜、莱菔。

有半夏、菖蒲、补骨脂：忌羊肉、饴糖[5]。

有细辛、常山：忌生菜、生葱。

有丹参、茯神、茯苓：忌一切酸味物并醋。

有牡丹皮：忌胡荽、蒜。

有仙茅、牛膝：忌牛乳、羊肉。

有苍耳：忌豕肉

有吴茱萸：忌豕心、肺、豕肉、慈菇。

有荆芥：忌河豚，一切鱼蟹。

有二冬：忌鲤鱼、鲫鱼。

有鳖甲：忌苋菜。

有泽泻：忌海蛤。

有枸杞、萆薢：忌牛肉、牛乳。

有肉桂、蜂蜜：忌葱。

有厚朴、蓖麻：忌炒豆。

有巴豆：忌冷水。

有薄荷：忌鳖肉。

有紫苏、丹砂、龙骨：忌鲤鱼。

有商陆：忌犬肉。

有当归：忌湿面。

有附子、乌头、天雄：忌豉汁、稷米。

有土茯苓、威灵仙：忌茶、面汤。

有阳起、云母、钟乳、礜石[6]、硇砂[7]：并忌羊血。

注

①酢（cù）：同“醋”。

②羹（gēng）：带肉的汤。

③豕（shǐ）：猪。

④淹秽：污秽。

⑤饴糖：麦芽糖。多从淀粉中制取。

⑥礜（yù）石：毒石，现在已经没有此药。

⑦硇（náo）砂：中药名。为氯化物类卤砂族矿物卤砂（硇砂）的晶体或人工制成品。

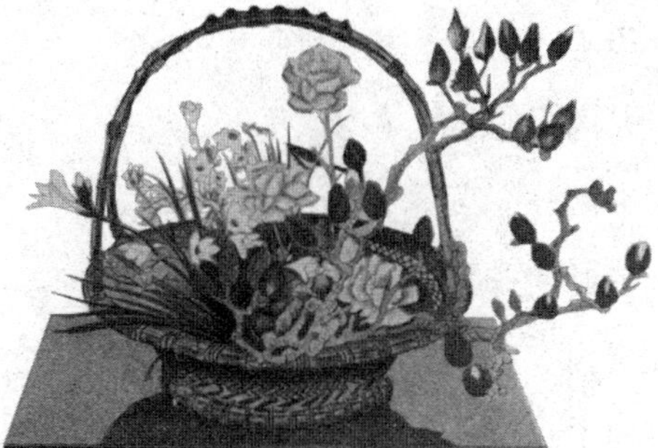

卷下

饮食禁忌节要

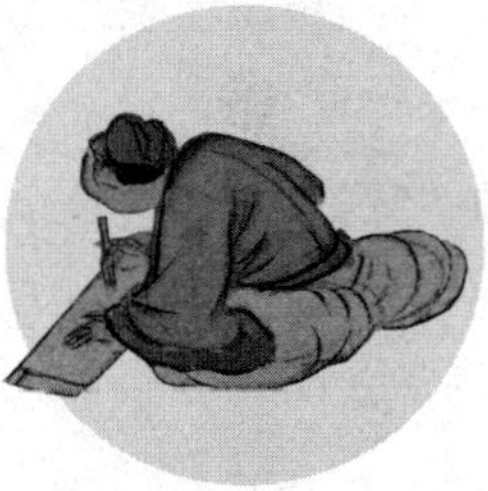

食猪肉：忌姜、羊肝。

猪肝：忌鱼酢。

猪心、肺：忌饴。

羊肉：忌梅子、酢。

羊心、肝：忌椒、笋。

犬肉：忌蒜、鱼。

牛肉：忌姜、栗子。

牛肝、牛乳：忌鱼。

鸡肉、鸡子：同忌蒜、葱、芥、李。

鸭子：忌李。

鹌鹑：忌菌、木耳。

雀肉：忌李、酱。

鲤鱼：忌鸡、猪肝、葵菜。

鲫鱼：忌猪肝、蒜、鸡、糖。

鱼酢：忌绿豆、酱。

黄鱼：忌荞麦。

鲈鱼：忌乳酪。

鲟鱼：忌干笋。

蟹：忌柿、橘、枣。

虾子：忌鸡、豕。

李子：忌蜜。

枣：忌葱、鱼。

韭：忌牛肉、蜜。

梅子：忌豕肉。

胡荽、炒豆：忌豕肉。

苋菜：忌鳖。

杨梅：忌葱。

荞麦：忌豕、羊、雉[1]肉、黄鱼。

黍米[2]：忌牛肉、葵菜、蜜。

绿豆：忌榧子[3]，能杀人，鱼酢。

注

①雉（zhì）：通称野鸡，也叫山鸡。

②黍（shǔ）米：又称糯秫、糯粟、糜子米等，是我国最古老的一种农作物，被列为五谷之一。

③榧（fěi）子：中药名，为红豆杉科植物榧的种子，具有杀虫消积、润肠通便、润肺止咳的功效。

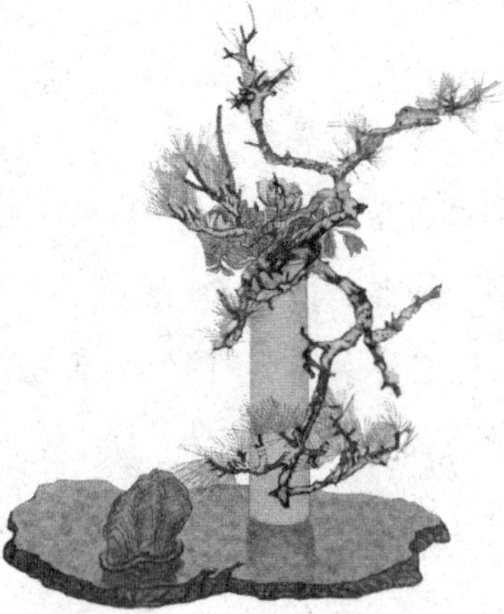

卷下

病有十失

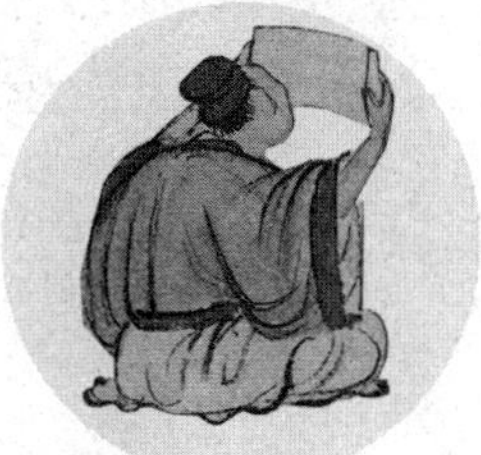

骄恣率性[1]，不遵戒忌，一也。

轻命重财，治疗不早，二也。

听信巫祷[2]，广行杀戮[3]，不信医药，三也。

讳疾试医，言不由中，四也。

不善择医，信人毁誉，或从蓍卜[4]，五也。

急欲速效，旦暮更[5]张，杂剂乱投，六也。

索即写方，制炮失宜，私自加减，七也。

侍奉不得人，煎丸失法，怠不精详，八也。

寝兴不适，饮食无度，九也。

过服汤药，荡涤肠胃，十也。

注

①骄恣（zì）率性：不加思考，任性而为。骄，骄傲。恣，放纵，率性。

②巫祷：巫师向神灵祈求。

③戮（lù）：杀。

④蓍（shī）卜：蓍，多年生草本，具细的匍匐根茎。全草可入药，茎、叶可制香料。古代用其茎占卜，称为蓍卜。

⑤更：更换，变换。

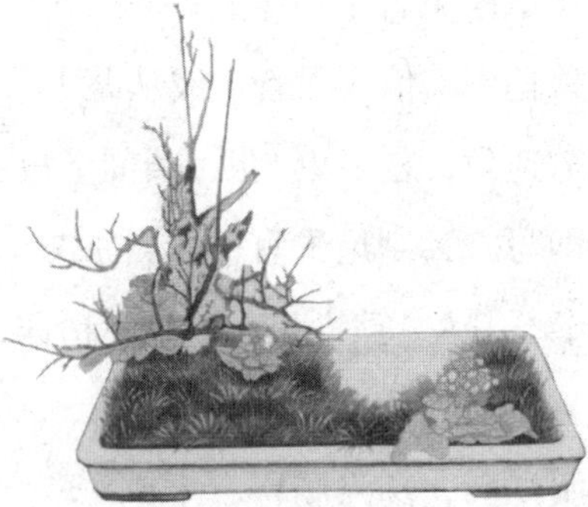

卷下 病有八不治

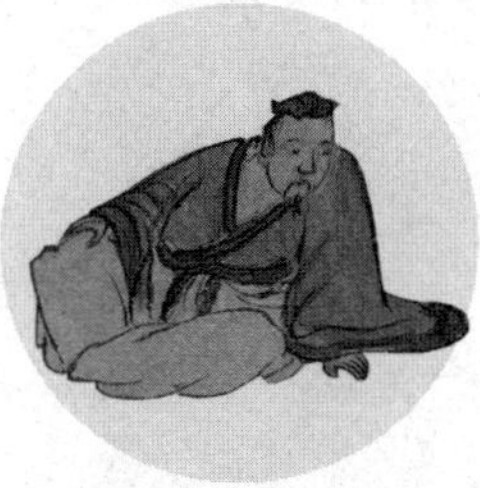

室家乖戾①，处事不和，动成荆棘②，一也。

恣纵慆淫③，不自珍重，二也。

忧思想慕，得失萦怀④，三也。

今日预愁明日，一年营计百年，四也。

烦躁暴戾⑤，不自宽慰，五也。

窘⑥若拘囚，无潇洒志，六也。

怨天尤人，广生懊恼，七也。

以死为苦，难割难舍，八也。

注

①乖戾（guāi lì）：指性情、语言、行为等别扭，不合情理。

②荆棘（jīng jí）：泛指山野丛生的带刺小灌木，此处比喻形成的矛盾。

③慆淫（tāo yín）：怠惰纵乐。

④萦（yíng）怀：指把事情挂在心上。

⑤暴戾（lì）：粗暴乖张，残酷凶恶。

⑥窘（jiǒng）：为难，拘谨。

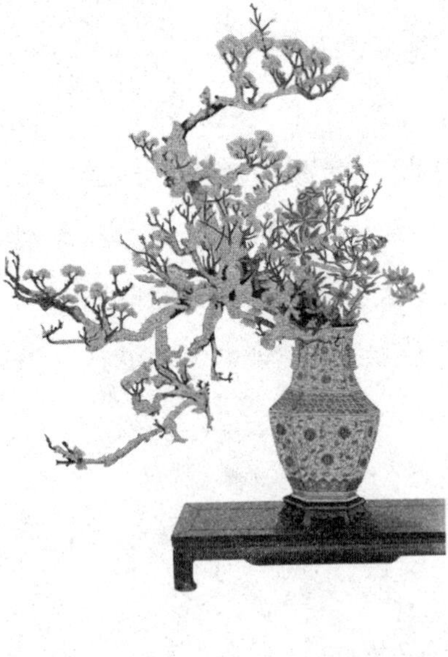

卷下 却病十要

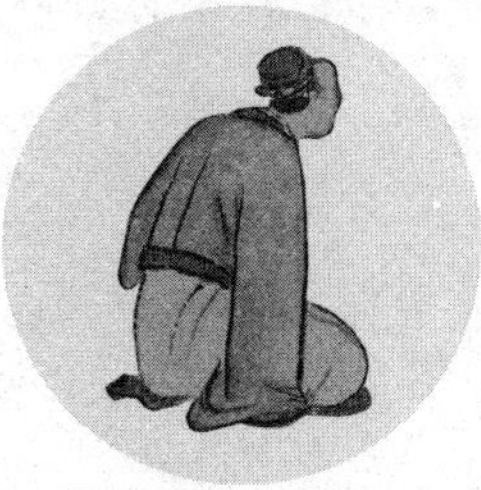

一要静坐观空[1]，万缘[2]放下，当知四大[3]原从假合[4]，勿认此身为久安长住之所，战战以为忧也。

二要烦恼现前，以死喻之，勿以争长较短。

三要常将不如我者，巧自宽解，勿以不适生嗔。

四要造物[5]劳我以生，遇病却闲，反生庆幸。

五要深信因果，或者夙业[6]难逃，却欢喜领受，勿生嗟怨。

六要室家和睦，无交谪[7]之言入耳。

七要起居务适，毋强饮食，宁节毋多。

八要严防嗜欲攻心，风露侵衣。

九要常自观察，克治病之根本处。

十要觅高朋良友，讲开怀出世之言，或对竹木鱼鸟相亲，翛然[8]自得，皆却病法也。

注

①观空：佛教修行术语，观想“色即是空，空即是色”，万事万物都不是永恒存在的，生命也是无常的。

②万缘：佛家指一切因缘，也就是事物的因果关系。

③四大：佛教以地、水、火、风为四大，认为此四者广大，能产出一切事物与道理。人体也由四大组成，当四大聚合时为人身，当四大消散时身体也就会死亡。

④假合：佛教语，指一切事物均由众缘和合而成，暂时聚合，终必离散。

⑤造物：创造万物，或指运气、造化。

⑥夙（sù）业：前世的罪业、冤孽。

⑦交谪（zhé）：互相埋怨。

⑧翛（xiāo）然：形容无拘无束、自由自在的样子。

卷下

病有七失不可治

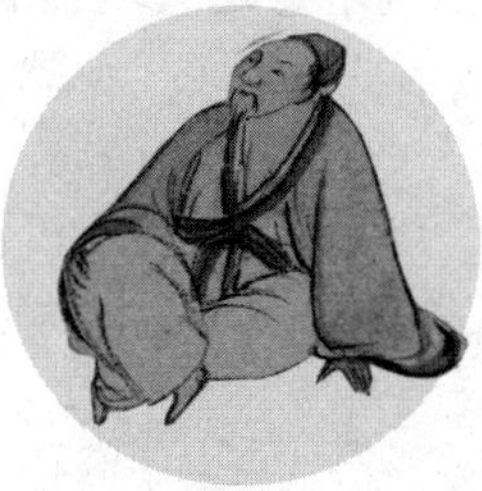

病有七失不可治者，失于不审，失于不慎，失于不信，失于怠忽过时，失于不择医，失于不辨药，失于自立意见：应补责医以泻，畏功责医欲补，应针欲艾[①]，应灼欲砭[②]。七者之中，有一于此，即为难治。非止医家之罪，实病家之自误也。

注

①艾：艾灸。

②砭（biān）：古代治病用的石针，此处指针刺治疗。

矧[1]有医不慈仁，病者猜鄙二理，交驰于病，为害者不少。由是言之，医者不可不慈仁，病者不可多猜鄙，如犯之则招祸。在医者当以救济为心，在病家务以精诚笃挚为念，各尽其极，乃治病求愈之大端也。

注

①矧（shěn）：况且。

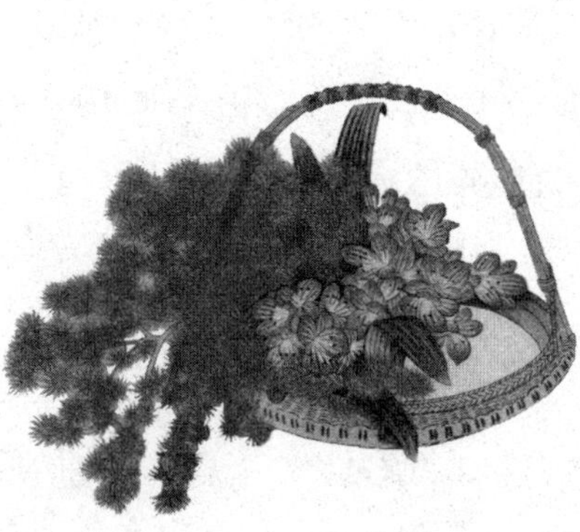

卷下

老人病不同治法

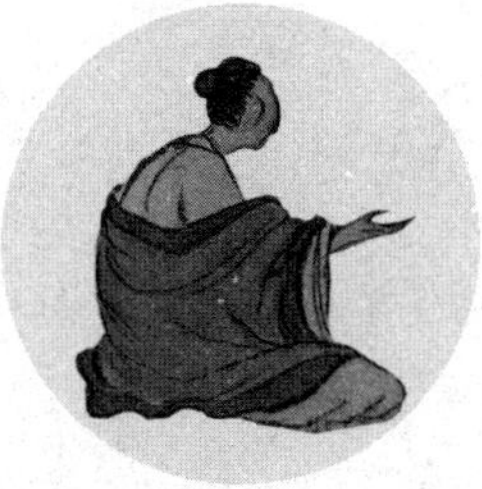

常见年高疾患，将同少年混投汤药，妄行针灸，务欲速愈。殊不知老年之人，血气已衰，精神减耗，至于视听不至聪明，手足举动不随其志，身体劳倦，头目昏眩，宿疾时发，或秘或泄，或冷或热，皆老人之常也。勿紧用针药，急求痊愈，往往因此别致危殆[1]。

注

①危殆（dài）：危险到不能维持的地步。

且攻病之药，或汗或吐，或解或利。缘衰老之人不同年少，年少者真气壮盛，虽汗吐转利，未致危殆。其老弱者汗之则阳气泄，吐之则胃气逆，下之则元气脱[1]，立致不可救。此养老之大忌也。

注

①元气脱：指元气不内守，大量向外亡失，以致生命机能突然衰竭的一种病理状态。

大率老人药饵[1]，止用扶持，只可温平顺气，进食补虚、中和之剂，不可用市肆购买，他人惠送，未识方味者与之服饵，切须详审。若有宿疾时发，则随其疾状，用和平汤剂调顺，三朝五日，自然痊退，惟是调停饮食，随其食性变馔[2]治之。此最为良法也。

注

①药饵：饮食药物，泛指一切药物。
②馔（zhuàn）：饮食。

卷下

治妇人病有不能尽法之弊

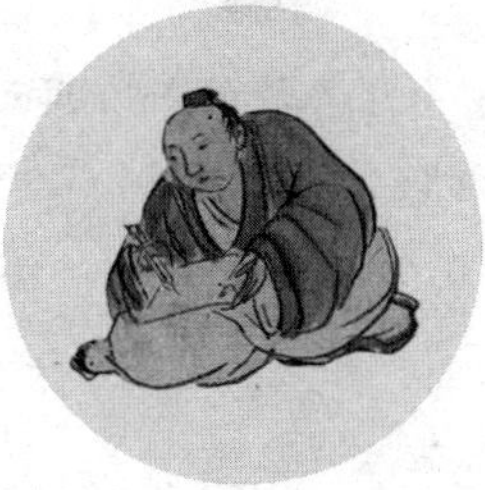

治妇人疾，有不能尽圣人之法者。今富贵之家，居奥室之中，处帏幔之内，甚又以帛幪手臂，既不能行望色之神，又不能殚[1]切脉之巧，四者有二缺焉。

注

①殚（dān）：竭尽。

黄帝[1]曰：凡治病察其形气色泽。形气相得，谓之可治，色泽以浮，谓之易已。形气相失，谓之难治，色夭不泽，谓之难已。又曰：诊病之道，观人勇怯，骨肉皮肤，能知其情，以为诊法。

注

①黄帝：传说中中原各族的共同祖先。姓公孙，号轩辕氏、有熊氏，为有熊国君少典之子。《黄帝内经》为托名黄帝与岐伯、雷公等讨论医学的著作。

若病人脉病不相应，既不得见其形，医者止据脉供药，其可得乎！如此言之，乌能尽其术哉！此医家之公患，世不能革，医者不得不尽理质问，以凭调治。病家见其所问烦逮，意其脉道不精，往往得药不服，似此甚多。扁鹊[1]见齐侯之色，尚不肯信，况其不得见者乎，嗟哉！

注

①扁鹊：战国时期著名的医学家，原姓秦，名越人，号扁鹊，有《难经》一书传世。

卷下 妄庸议病

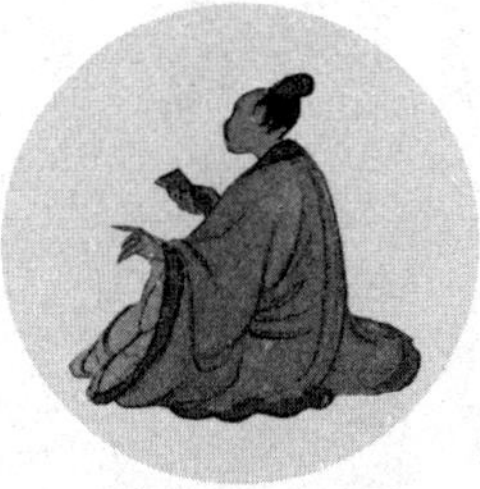

世有病人亲朋故旧交游来问疾者，其人曾不经一事，未读一方，自夸了了[①]，谈说异端，或言是虚，或言是实，或云是风，或云是气。纷纷缪说，种种不同，使乱病人心意，不知孰是。迁延已久，时不待人，欻[②]然致祸，各自走散。设有明医，识病深浅，探究方书，熟知本草，看病不尔[③]，大误人事，何况妄议者乎！

注

①了了：明白，懂得。

②欻（xū）：忽然。

③尔：这样，如此。

卷下

古方无妄用

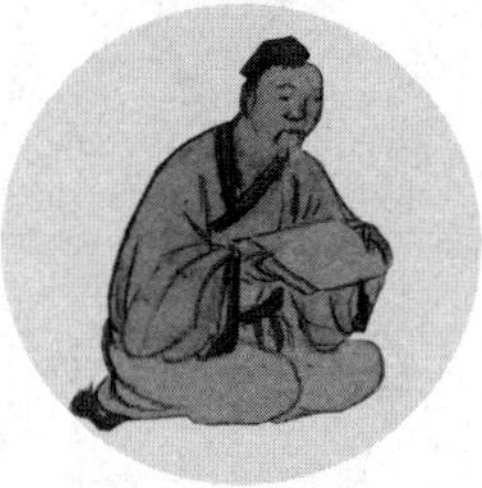

鄱阳周顺，医有十全之功，云：古方如《圣惠》[①]《千金》《外台秘要》[②]，所论病原脉症，及针灸法，皆不可废，然处方分剂，与今大异，不深究其旨者，谨勿妄用。

注

①《圣惠》：即《太平圣惠方》，100卷，为中国宋代官修方书。全书共1670门，载方16834首。涉及临床各科病证，是10世纪以前的大型临床方书。

②《外台秘要》：又名《外台秘要方》，40卷。唐代王焘撰于752年。全书共1104门，载方6000

余首。此书汇集了初唐及唐以前的医学著作，为研究中国医疗技术史及发掘中医宝库提供了极为宝贵的资料和考察依据。

有人得目疾，用古方治之，目遂突出。又有妇人因产病，用《外台秘要》坐导方，其后反得恶露之疾，终身不瘥。曾有士人得脚弱病，方书罗列，积药如山，而疾益甚。余令悉屏去，但用杉木为桶，盛水濯[1]足，并令排樟脑[2]于两股间，以脚绷系定，月余安健如初。南方多此疾，不可不知。

顺固名医，语必不妄，故录于此。

注

①濯（zhuó）：洗。

②樟脑：为樟科植物樟的枝、干、叶及根部，经提炼制得的颗粒状结晶。具有通关窍、利滞气、辟秽浊、杀虫止痒、消肿止痛的功效。

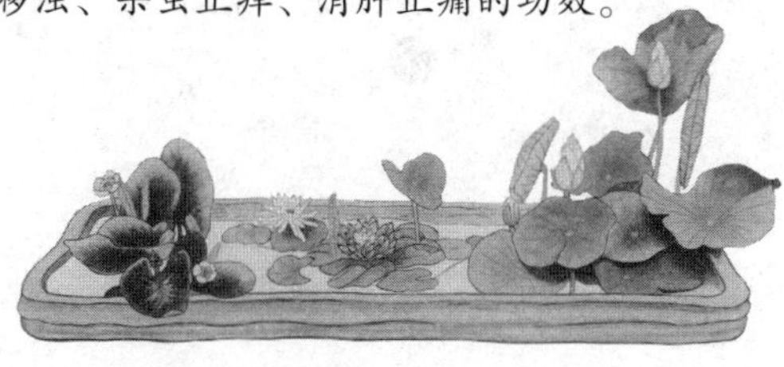

卷下

草药不可妄用

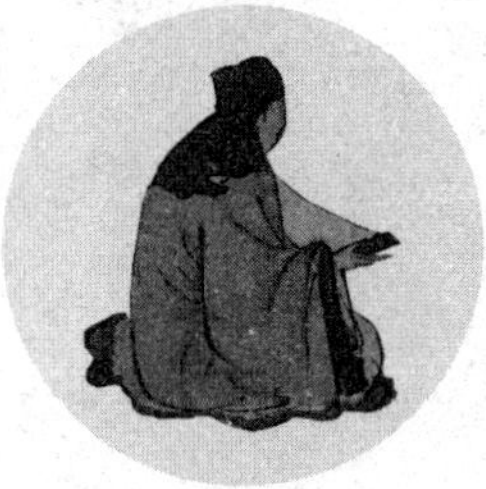

《甲志》云：绍兴十九年三月，英川僧希赐，往州南三十里洸口扫塔，有客船自番禺[①]至，舟中士人携一仆，病脚弱，不能行，舟师悯之曰：吾有一药，治此病如神，饵之而瘥者，不可胜计。

注

①番禺：即今广州市。

既赛庙毕，饮胙[1]颇醉，乃入山求得草，渍[2]酒，授病者，令天未明服之。如其言，药入口即呻吟云：肠胃如刀割截痛。迟明而死。士人以咎[3]舟师，舟师恚[4]曰：何有此！即取昨夕所余药，自渍酒服之，不逾时亦死。

注

①胙（zuò）：古代祭祀时供的肉。
②渍（zì）：浸，沤。
③咎（jiù）：归咎。
④恚（huì）：怨恨。

盖此山多断肠草，人误食之辄死，舟师所取药，为根蔓所缠，醉不暇[1]择，径投酒中，以此致祸。则知草药不可妄用也。

注

①暇：空闲。

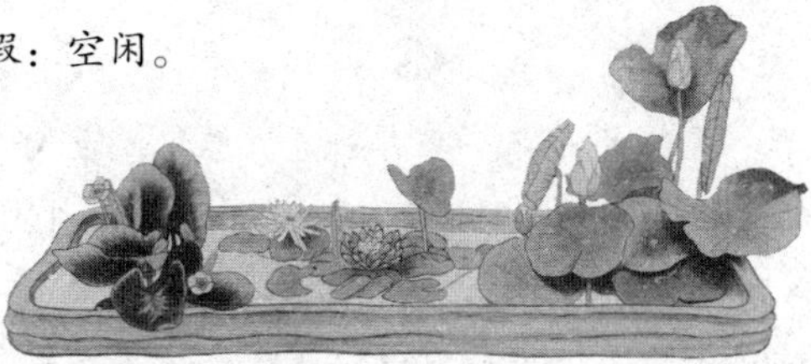

卷下

真菊野菊

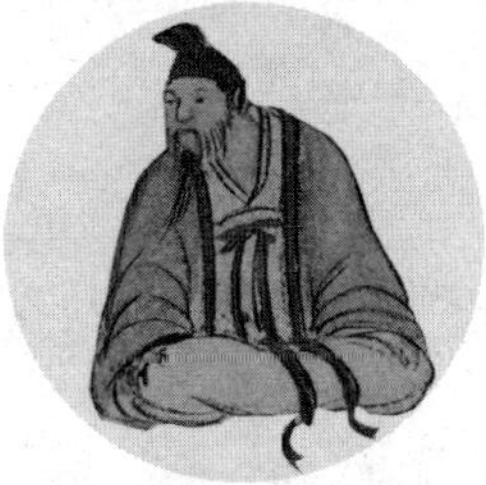

蜀人多种菊，以苗可以菜，花可以药，园圃悉能植之。

今人多采野菊供药肆，颇有大误。真菊延龄，野菊杀人。如张华[①]言：黄精益寿，钩吻[②]杀人。形类相似之误有如此。

注

①张华：晋朝著作家。著有《博物志》，为我国第一部博物学著作，共10卷。分类记载了山川地理、飞禽走兽、人物传记、神话古史、神仙方术等。

②钩吻：中药名。为马钱科葫蔓藤属植物，又名断

肠草、野葛、毒根等。是我国传统的药用植物，也是世界著名的剧毒药物。具有祛风散瘀、消肿止痛、功毒杀虫的功效。

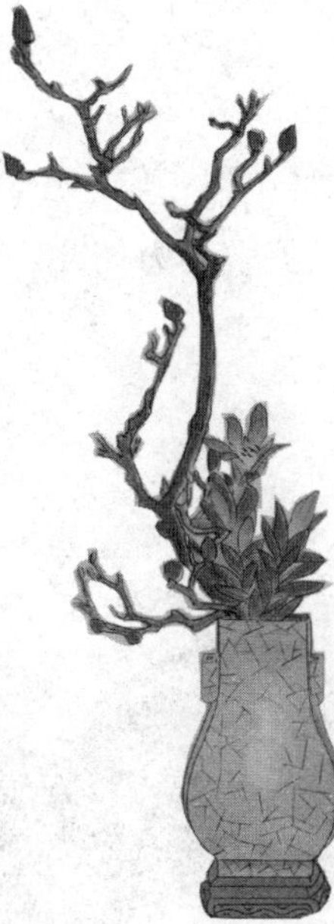

卷下

服饵忌羊血

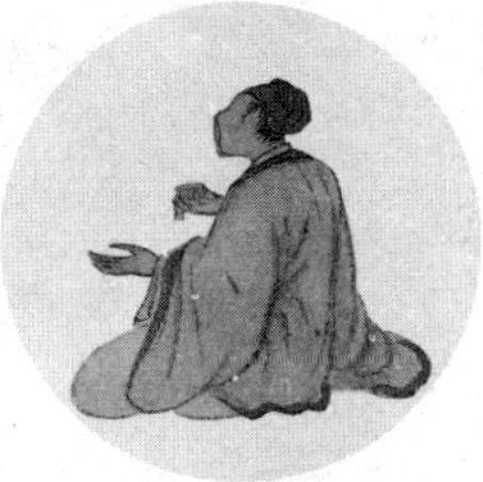

服饵[1]之家，忌食羊血，虽服饵数十年，一食则前功尽丧，以其能解药力如此。

注

①饵：药物。

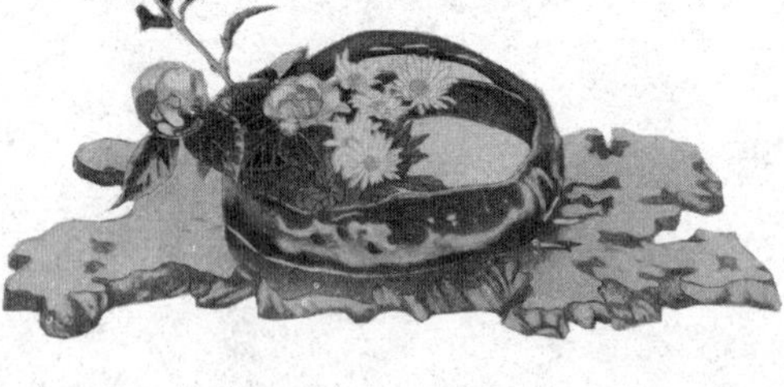

卷下

论妇人病有不同治法

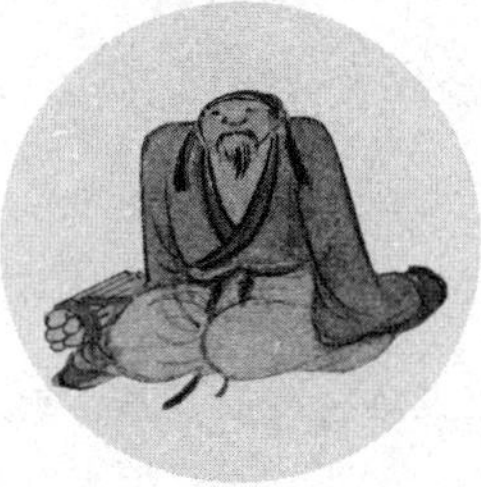

孙真人云：宁医十男子，莫医一妇人。以嗜欲多于丈夫，故感病倍于男子。盖其慈恋爱憎，嫉妒忧患，染着坚牢，情不自抑，以此成疾，非外感六气[1]，必内伤七情之所致也。

注

①六气：在正常情况下，风、寒、暑、湿、燥、火是自然界六种不同的气候变化，是万物生长化收藏和人类赖以生存的必要条件，称为六气。在自然界气候异常变化超过了人体的适应能力，或人体的正气不足，抵抗力下降，不能适应变化而发病时，六气则成为病因。

七情之病不可医，诚以情想内结，自无而有，思虑过当，多致劳损。是以释氏称说酢梅，口中水出，想蹈悬崖，足心酸楚，大都如此。若非宽缓情意，改易心志，则虽金丹大药，亦不能已。盖病出于五内[1]，无有已期，药力不可及也。法当令病者存想以摄心，抑情以养性。

注

①五内：人体内五脏，即心、肝、脾、肺、肾。

葛仙翁[1]曰：凡妇人病，兼治其忧恚，令宽其思虑，则疾无不愈矣。

注

①葛仙翁：即葛洪（284~364或343），晋代道教学者、著名炼丹家、医药学家。字稚川，自号抱朴子，汉族，晋丹阳郡句容（今江苏句容县）人。三国方士葛玄之侄孙，世称小仙翁。他曾受封为关内侯，后隐居罗浮山炼丹。著有《神仙传》《抱朴子》《肘后备急方》等。

凡人在病中，百念灰冷[1]，虽有富贵，欲享不能，反羡贫贱而健者。人能于平日无病时，作是想头，病从何来！及一切名利、得失、恩怨亦自淡然。

注

①灰冷：心灰意冷。

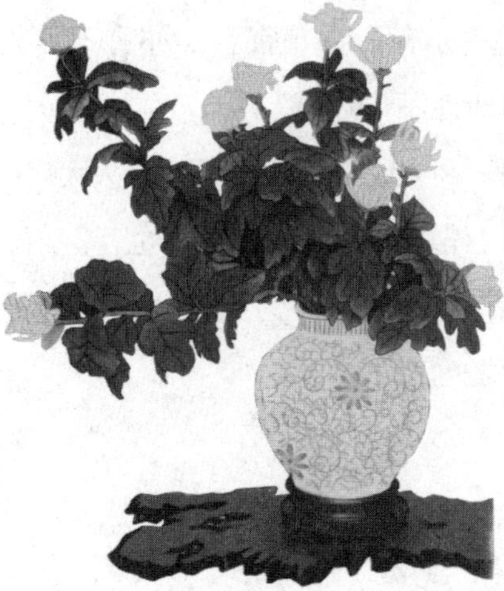

卷下

用药例丸散汤膏各有所宜

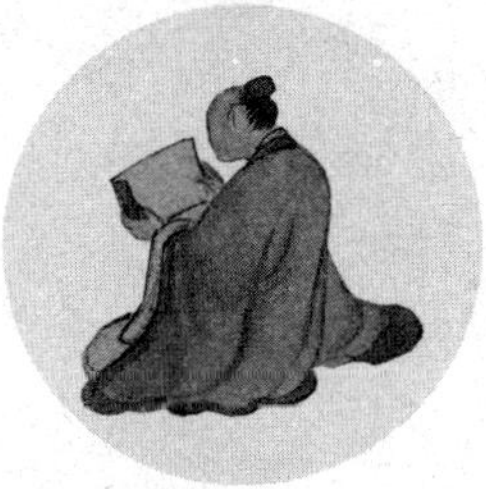

药有宜丸宜散者，宜水煎者，宜酒渍者，宜煎膏者，亦有一物兼宜者，亦有不可入汤酒者，并随药性不可过越。

汤者，荡[①]也，煎成清汁是也，去大病用之。

散者，散[②]也，研成细末是也。

丸者，缓[③]也，作为丸粒也，不能速效，舒缓而治之也。

注

①荡：清除，涤荡。

②散（sàn）：分开，分离。

③缓：缓和。

渍之者，以酒浸药也，有宜酒浸以助其力，如当归、地黄、知母、黄柏，阴寒之气味，假[1]酒力而行气血也。有用药剉[2]细，如法煮酒密封，早晚频[3]饮，以行经络，或补或攻[4]，渐以取效是也。

注

①假：借。
②剉（cuò）：同“锉”。
③频：多次。
④攻：此处特指用药泻之，与补相对。

细末者，不循经络，止去胃中及腑脏之积，及治肺疾咳嗽为宜。气味浓者，白汤[1]调；气味薄者，煎[2]之，和渣服丸。治下焦之病者，极大而光且圆，治中焦者次之，治上焦者极小。

注

①白汤：白开水。
②煎：此处指水煎煮。

面糊者，取其迟化，直至下焦；或酒取其散；或醋取其收。如半夏、南星及利湿者，以姜汁稀糊丸，取其易化也，汤泡蒸饼，尤易化，滴水亦然。

炼蜜丸者，取其迟化而气循经络也。

蜡丸者，取其能达下焦，而治肠澼[1]等疾。

注

①肠澼（pì）：中医病名，大便脓血之病证。

凡修合丸剂，用蜜只用蜜，用饴只用饴，勿相杂用。且如丸药，用蜡取其固护药气，欲其经久不失味力，且过膈[1]关而作效也。今若投蜜相和，虽易为丸，然下咽亦即散化，如何得至肠中？若或有毒药，不宜在上化，岂徒无益，而反为害，全非用蜡之本意。

注

①膈：人或哺乳动物体腔中分隔胸腹两腔的膜状肌肉。

凡炼蜜宜先掠去沫，令熬色微黄，试水不散，再熬一二沸作丸，则收潮[①]而不粘成块也。

冬月炼蜜，炼时要加二杯水为妙，《衍义》[②]云：每蜜一斤，只炼得十二两，是其度数也。和药末要乘极滚时和之，臼[③]内捣千百杵[④]，自然软熟，容易作条，好丸也。

注

①收潮：即吸潮，炼制蜜丸过程中的最后一个环节，试水不散之后再熬一熬，将蜜中的水分潮气全部蒸干，以防止蜜丸制成后互相粘连。

②《衍义》：即《金匮方论衍义》，三卷，为元末明初医家赵良仁（字以德）所著，为注释《金匮要略》的第一家。

③臼（jiù）：舂米的器具，用石头或木头制成，中间凹下。

④杵（chǔ）：舂米或捶衣的木棒。

凡为末，先须细切，晒燥退冷捣之，有宜合捣者，有宜各捣者。其滋润之药，如天麦冬、生熟地黄、当归辈[①]，先切晒之独捣。或以慢火隔纸焙[②]燥，退冷捣之，则为细末。若入众药，少停回润，则和之不匀也。

注

①辈：等，类。

②焙（bèi）：炙烤。

凡湿药，燥后皆大耗蚀，当先增分两，待燥，称之乃准。其汤酒中不须如此。

凡合丸药用蜜，绢[1]令细筛，散药尤宜精细，若捣丸，必于石臼中杵千百过，色理和同为佳。

注

①绢：一种薄而坚韧的丝织物。

凡欲浸酒，皆须细切，上绢袋盛，乃入酒密封，随寒暑日数，视其浓烈，便可漉[1]出，不须待酒尽也。渣则曝燥微捣，更渍饮之，亦可为散服。

注

①漉（lù）：液体往下渗。

凡合膏子，须令膏少之料，先淹浸，先煎其汁，乃下有膏之料，煮时当杖以三上三下，以泄其火气，勿令沸腾，不妨旋取药汁，渣须再煮，务令力尽而已。然后渐渐慢火收浓如饴，加炼蜜，收贮瓷瓶，出火气七日，二七日，听用[①]。

注

①听用：听候使用或任用。

凡煎摩贴之膏，或醋、或酒、或油，须令淹浸，然后煎熬，用杖三上三下，以泄其热势，令药味得出。上之使咂咂[①]沸，下之要沸静，良久乃上之，如有葱白及姜在内，以渐焦为度。如有附子、木鳖者，亦令焦黄，勿令枯黑。滤膏必以新布。若是可服之膏，渣亦可酒煮饮之，可摩之膏，渣亦可敷，亦欲兼尽其药力也。

注

①咂咂（zā）：象声词。指嘴在吮吸时发出的响声。

凡汤膏中，用诸石药皆细研之，以新绢裹之纳中[1]。《衍义》云：石药入散，如朱砂、钟乳之类，用水研乳极细，必要二三日乃已，以水漂澄极细，方可服饵。岂但研细，绢裹为是。

注

①纳中：放入其中。

凡草叶之药，如柏叶、荷叶、茅根、蓟根、十灰散类，必要焦枯，用器盖在地上，出火性，存本性，倘如死灰，则白无效矣。

凡有脂膏，如桃、杏、麻仁等，须另末，旋次入众味，合研则匀。

凡汤剂中，用一切完物[1]，俱破壳研之，如豆蔻、苏子、益智、骨脂之类。不则如米之在壳，虽煮之终日，米终不熟。职[2]是故也。

凡用香燥，如木香、沉香、砂仁、豆蔻，不宜久煎，点泡尤妙。

注

①完物：完整颗粒的药。

②职：通“志”，记。《说文解字·耳部》：“职，记微也。”

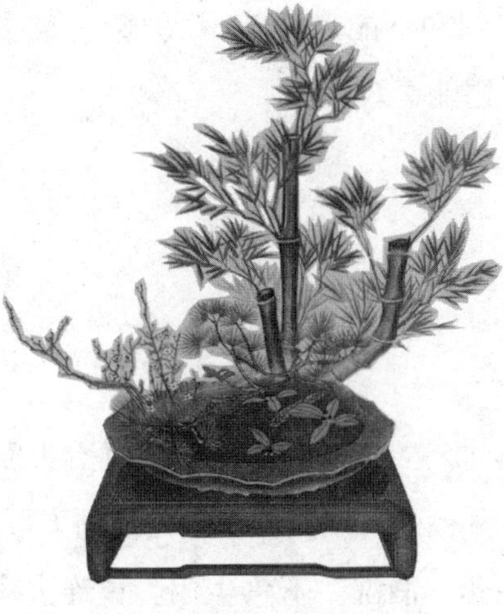

卷下 药品制度法

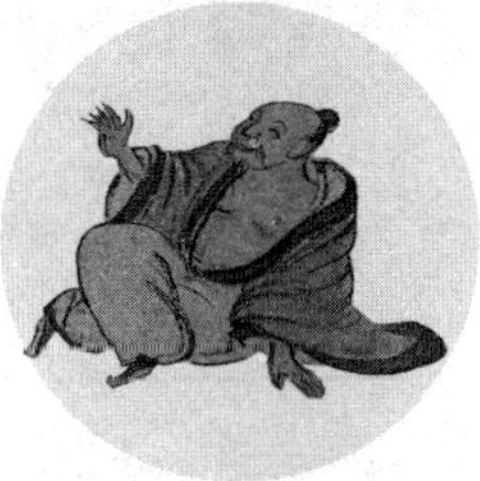

药之制度，犹食品之调和也。食品之加五味，非调和不能足其味。次[1]药有良毒，不藉修治，岂能奏效？

注

①次：至，及，至于。

假如芩、连、知、柏[1]，用治头面手足皮肤者，须酒炒，以其性沉寒，借酒力可上腾也。用治中焦，酒洗。下焦生用。黄连去痰火，姜汁拌炒，去胃火，和土炒；治吞酸，同吴茱萸炒。此各从其宜也。

注

①芩、连、知、柏：即黄芩、黄连、知母、黄柏。

大黄用行太阳经，酒浸，阳明经，酒洗。况其性寒力猛，气弱之人，须用煨[1]蒸，否则必寒伤胃也。

地黄、知母，下焦药也，用之须用酒浸，亦恐寒胃。地黄用治中风，非姜汁浸炒，恐泥膈也。

苦参、龙胆，酒浸者，制其苦寒也。

当归、防己、天麻，酒浸者，助发散之意也。

注

①煨（wēi）：中药炮制方法之一。将药物用湿面或湿纸包裹，置于热火灰中或用吸油纸与药物隔层分开进行加热的方法，称为煨法。

川乌、天雄、附子，其性劣，灰火中慢慢炮[①]之裂，去皮脐及尖，再以童便浸一宿，制其燥毒也。

半夏汤泡七次，南星水浸，俱于腊月冰冻二三宿，去其燥性更妙，用治风痰[②]，俱以姜汁浸一宿。

南星治惊痫[③]，以黄牛胆酿阴干，取壮其胆气也。

吴茱萸味恶，须汤泡七次。

麻黄先煮两沸，去沫，免令人烦闷。

注

①炮（páo）：中药制法的一种。把生药放在热铁锅里炒，使它焦黄爆裂。

②风痰：病证名。指痰扰肝经的病证。

③惊痫：因惊吓而发的痫病。《诸病源候论》卷四十五："惊痫者，起于惊怖大啼，精神伤动，气脉不定，因惊而作成痫也。"

山栀仁用泻阴火，炒令色变。

水蛭、虻虫、斑蝥[①]、干漆[②]，非烟尽不能去其毒，生则令人吐逆不已。

巴豆性最急劣，有大毒，不去油莫用。

注

①斑蝥（máo）：中药名。为芫青科昆虫南方大斑蝥或黄黑小斑蝥的干燥体。具有破血逐瘀、散结消癥、攻毒蚀疮的功效。

②干漆：中药名。为漆树科植物漆树的树脂经加工后的干燥品。一般收集盛漆器具底留下的漆渣，干燥。具有破瘀、消积、杀虫的功效。

大戟、芫花、甘遂、商陆，其性亦暴，非炒用峻利不已。

苍术气烈，非米泔[1]浸经宿，燥性不减。

凡用金石并子仁之类，须各另研细，方可入剂。但制度得法，而药能施功矣。

注

①米泔：即淘米水。

余见今人索方入市，希图省俭，不顾有误，不惟炮制失宜，抑且真伪未明，多少不合，全失君臣佐使[1]用药之法。大非求药治病之心，使反力致误，伊谁之咎[②]耶？凡事修合，必须选料制度，一如后法，务在至诚，毋得忽也。用火煅[③]者，必于地上取去火毒为妙。倘随症自有制法，不拘此例。

注

①君臣佐使：原指君主、臣僚、僚佐、使者四种人分别起着不同的作用，后指中药处方中的各味药的不同作用。最早由《黄帝内经》提出，《素问·至真要大论》："主药之谓君，佐君之谓臣，应臣之谓使。"元代李杲在《脾胃论》中再次申明："君药分量最多，臣药次之，使药又次之。不可令臣过于君，君臣有序，相与宣摄，则可以御邪除病矣。"

②咎（jiù）：过失，过错。

③火煅（duàn）：中药的炮制方法之一。将药物用火直接或间接煅烧，使质地松脆，易于粉碎，使于有效成分的煎出，以充分发挥疗效。

人参：去芦，人乳拌蒸。

生地：酒洗。

熟地：酒洗，焙。

二门冬：水润，去心。

苍术：米泔浸，炒。

白术：米泔浸，蒸，切片，蜜水拌炒褐色。

黄芪：蜜炙。

远志：甘草汤浸透，去梗，焙。

升麻、柴胡：忌火。

菖蒲：去须，焙。

葳蕤[1]：蜜水蒸。

山药：蒸。

苡米：炒。

当归：去根，酒洗。

二芍：酒拌炒。

木香：生用理气，煨用止泄。

甘草：生用泻火，熟用补中。

石斛：酒浸蒸。

牛膝、川芎：去净。

知母：去毛，酒炒。

五味：嗽生用，补焙用。

贝母：去心，焙。

紫菀：水净，蜜水焙。

泽泻：去毛，酒焙。

续断：酒炒。

甘菊：去蒂。

车前：酒焙，研。

萆薢[②]：酒浸，焙。

苦参：泔水浸，蒸，晒。

白芷：焙。

防风：去芦并叉者。

金银花：去枝叶。

茺蔚子[③]：忌铁。

麻黄：去根节。

黄柏：去皮，酒炒。

黄芩：酒蒸。

天麻：酒浸，湿纸包煨。

干葛：生用坠胎，熟解酒毒。

龙胆：酒炒。

何首乌：米泔浸，黑豆蒸。

桔梗：略焙。

白豆蔻：去衣微炒。

草豆蔻：同上。

白附：炮去皮脐。

草果：去壳。

肉豆蔻：面裹煨，忌铁。

砂仁：去壳炒，研。

玄胡索、莪术：酒炒。

三棱：醋炒。

款冬花：去枝，蜜水炒。

百部：去心，酒洗，焙。

旋覆花：去蒂，焙。

兜铃：水净。

枳壳：麸炒。

半夏：姜汤泡，煮透。

南星：炮去皮脐，冬月研末入牛胆，挂风处。

蒺藜：酒炒，去刺。

大黄：酒蒸，晒。

天雄、附子：童便浸，去皮，切四片，另再用童便，加甘草、防风，煮干为度。

巴戟：酒浸，焙。

杜仲：酥炙[④]。

仙茅：泔浸去赤水。

淫羊藿：羊油拌炒。

肉苁蓉：酒洗去甲。

菟丝子：酒煮，打作饼，晒为末。

补骨脂：酒炒。

益智：盐水炒研。

覆盆子：去蒂，酒炒。

骨碎补：去毛，蜜蒸。

狗脊：去毛，酒炒。

商陆：黑豆拌蒸。

芫花：醋煮，晒。

大戟：水煮去骨。

甘遂：面裹煨。

郁李仁：去皮，研如膏。

常山：去芦，酒炒。

蓖麻子：去壳。

续随子：研去油。

葫芦巴：淘净，酒焙。

牛蒡：酒炒，研。

桑白皮：蜜水炒。

山栀子：炒黑。

干姜：炮。

厚朴：姜汁炒。

桃杏仁：汤泡，去皮尖，研。

神曲：炒研。

麦芽：炒。

莱菔子：炒研。

白芥子：炒研。

紫苏子：炒研。

莲子：去心，炒。

山茱萸：去核，焙。

吴茱萸：去闭口，盐汤泡三次，焙。

蜀椒：去合口、核，炒。

诃子：蒸，去核，焙。

青蒿：童便浸一宿，晒。

枇杷叶：胃病姜汁炙，肺病蜜炙，去毛。

椿樗⑤、白皮：醋炙。

雷丸：酒蒸，去皮。

蜜蒙花：酒润，焙。

麻仁：炒研。

扁豆：炒。

乳香、没药：箬上烘出油，同灯心研之，则能细。

山楂：去核。

生姜：去皮热，留皮寒。

干漆：炒尽烟为度。

粟壳：醋炒。

韭子：炒。

葱、蒜：忌蜜。

黑白丑：酒蒸研。

苏合香：酒蒸，另研。

丁香：忌火。

水蛭、全蝎：炒去毒。

乌药：酒炒。

大腹皮：水洗，晒。

酸枣仁：生醒寐，熟安神。

柏子仁：炒。

牡丹皮：酒炒。

地榆：忌火。

白及：略焙。

决明子：炒研。

蝉蜕：去翅足，洗。

斑蝥：去头足翅，同大米炒。

葶苈子：同米炒。

连翘：酒炒。

白僵蚕：米泔浸经宿，待涎浮水面取起，焙干去丝及黑口，研。

穿山甲：土炙、酒炙，研。

代赭：煅，醋淬，水飞[6]。

雄黄、朱砂：另研水飞。

石膏：煅研。

赤白石脂：火煅研，水飞用。

自然铜、磁石：煅，醋淬九次，细研，水飞。

滑石：研，水飞。

炉甘石、青礞石、花蕊石、伏龙肝：火煅研，水飞。

阳起石：火煅，酒淬七次，水飞。

白矾：煅。

龙骨：火煅，水飞，酒煮。

阿胶：蛤粉[7]炒。

石决明：盐水煮，研，水飞。

牡蛎：火煅，童便淬，研。

珍珠：绢包入豆腐中，煮一炷香，研。

鳖甲：去肋，酥炙。

鹿茸：烙去毛，酥炙。

虎胫骨：酥炙。

五灵脂：酒飞，去沙。

龟甲：酒浸炙。

墨：火煅，研。

发：入瓦罐中，盐泥封固，煅存性。

齿：火煅，水飞。

海螵蛸：炙。

桑螵蛸：蒸透再焙。

昆布：水净。

海藻：水净，焙。

绯丹：汤泡去黄水，炒令紫色，研。

石硫：用猪大肠盛之，水煮三日夜，以皂角汤淘去黑水，再以紫背、浮萍同煮，消其火毒。畏细辛、醋及诸般血。

香附：醋、酒、童便可制。

土硫黄辛热腥臭，止可入疮科外治，不堪服饵。

注

①葳蕤（wēi ruí）：中药名，又名玉竹。为百合科植物玉竹的根茎。具有养阴润燥、生津止渴的功效。

②萆薢（bì xiè）：中药名。为薯蓣科植物绵萆薢、福州薯蓣或粉背薯蓣的干燥根茎。具有利湿去浊、

祛风除痹的功效。

③茺蔚（chōng wèi）子：中药名。为唇形科植物益母草的干燥成熟果实。具有活血调经、清肝明目的功效。用于月经不调，经闭痛经，目赤翳障，头晕胀痛等。

④酥炙：中药的炮制方法之一。就是对一些药物进行加热，使之达到酥软而不糊焦的程度。主要是对一些有毒的药物进行的炮制。另一种说法是：酥指酥油，就是涂油后炙，以微黄为度，一般用于骨骼、甲壳类药物，便于有效成分溶出。

⑤椿樗（chū）：香者为椿，臭者为樗。

⑥水飞：中药的炮制方法之一，是制取药材极细粉末的方法。利用粗、细粉末在水中悬浮性不同，将不溶于水的药材（矿物、贝壳类等药物）与水共研，经反复研磨制备成极细腻粉末的方法，称水飞法。水飞法适用于不溶于水的矿物药，如朱砂、雄黄、炉甘石及贝壳类中药等。

⑦蛤粉：为炮制辅料，又称蛤蜊粉。为蛤蜊科动物四角蛤蜊的贝壳经加工制成的灰白色粉末，主要成分为氧化钙、碳酸钙等。蛤粉性味咸寒，具有清热、利湿、化痰、软坚的功效。

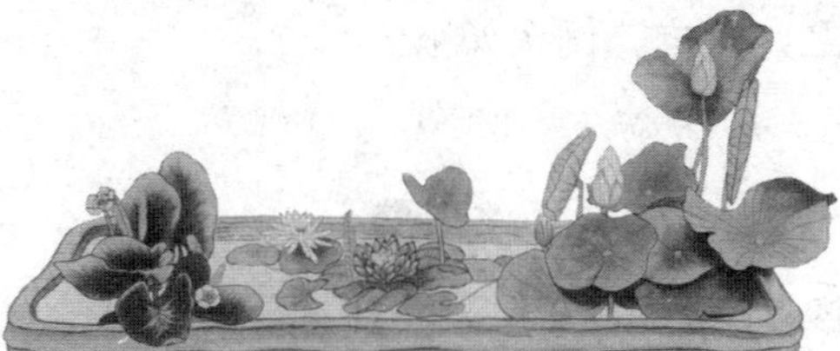

卷下

病后调理服食法

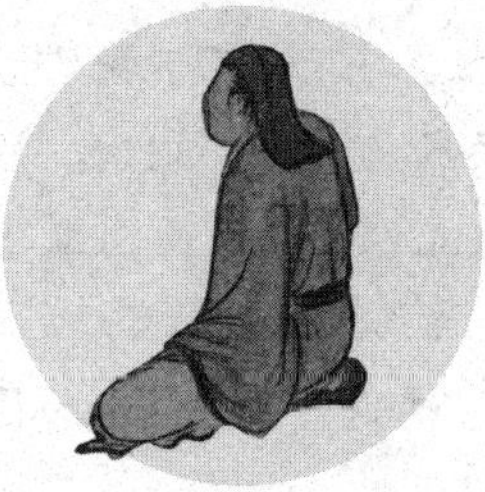

凡一切病后将愈，表里气血耗于外，脏腑精神损于内，形体虚弱，倦怠[①]少力，乃其常也。宜安心静养，调和脾胃为要，防风寒，慎起居，戒恼怒，节饮食，忌房劳，除妄想，是其切要。若或犯之，即良医亦难奏功矣。勿以身命等蜉蝣[②]，如灯蛾之扑焰，自损其躯哉！戒之，戒之，例次如下。

注

①倦怠：疲倦，懈怠。

②蜉蝣（fú yóu）：昆虫的一种。其成虫常在水面

飞行，寿命很短，只有数小时至一星期左右。

初愈务宜衣被适寒温，如太热，发渴，心烦，助虚热；如寒，则又令外邪仍入内。

伤寒时疫，身凉脉缓，宜进青菜汤，疏通余邪。如觉腹中宽爽，再进陈仓米清汤，以开胃中谷气，一二日后，可进糜①粥盏许，日三四次，或四五六次，慎勿太过。或用陈豆豉，或清爽之物过口，或清水煮白鲞②，醋点极妙。再渐进活鲫鱼汤调理百日，方无食复③劳复④等症。

食后复发热，宜断谷即愈，服调脾胃之剂，切勿用骤补热药，须从缓处治，能收全功。

注

①糜（mí）：即粥。

②鲞（xiǎng）：剖开晾干的鱼，泛指成片的腌腊食品。

③食复：证名。大病愈后，因饮食失节而致复发者。

④劳复：证名。伤寒、温热病瘥后，余邪未清，因过度劳累复发者。

一切痛，忌食猪脂、湿面、鸡、羊、腻滞、煎炒等物，犯之复发难治。

中风后，忌服辛散香燥等药，及猪、羊、鹅、鸡、鱼腥、荞面、芋、蛋、滞气发病等物。

病后切忌房劳，犯之舌出数寸，死。

劳嗽发热，水肿喘急，宜淡食，忌盐物。

疟痢后，忌饱食，及香甜、滑利、诸血之物，生冷、梨、瓜之物。

痈疽发背，忌同伤寒。

虚损喘咳骨蒸[①]，忌用大热温补等药，宜服补阴药，培养真元，庶几可也。

产后切禁寒凉等物，虽在酷暑之日，亦所不宜，世多误用，以致伤生，特为拈出。

痘疹后，不善调摄，多致危殆，因其忽略保护故也。

注

①骨蒸：肺痨病的主症之一，主要表现为身体发热，有“骨蒸痨热”之称，形容阴虚潮热之气自里透发而出。

凡病后，如水浸泥墙，已干之后，最怕重复冲激，再犯不救。今具食治方于下，为保身者之助，并理畏[1]服药者，以便于养老慈幼云。

注

①畏：怕。

食治秘方

客曰：万病皆从口入，如何食反能治病耶？盖草木药石，得五行之偏气，如人之得疾。因五脏有偏胜，则气血有偏倾。故用偏气之药物，治五脏偏胜之气血，使得归其正。然中[1]病则已，不可过焉，过则药又反能生病也。

注

①中（zhòng）：合适，对应，适应。

是故饮食，人赖以养者，贪嗜之，所以有万病皆从口入之说，亦犹是耳，且五谷得五行之正气，尚有是说。盖饮养阳气，食养阴气，《内经》言之详矣。五谷为养，五果为助，血气调和，长有天命。何况今人忽而不讲，惟知药可治病，不知饮食起居之间，能自省察，得以却疾延年也。古人食治之方，良有深意，卫生[①]者鉴之。

注

①卫生：卫，卫护、维护；生，生命、生机。即卫护生命，维护健康。

风门

葱粥：治伤风鼻塞，妊娠胎动，产后血晕。用糯米煮粥，临熟入葱数茎，再略沸食之。

羊脂粥：治半身不遂，中风。用羊脂入粳米、葱白、姜、椒、豉煮粥。日食一具[①]，十日效。

苍耳粥：治目暗不明，及诸风鼻流清涕，兼治下血痔疮。用苍耳子五钱取汁，和米三合[②]，煮食。

乌鸡臛[3]：治中风烦热，言语秘涩，或手足发热。用乌鸡肉半斤，葱白一握，煮熟，入麻油、盐、豉、姜、椒，再煮令熟，空腹食。

黄牛脑子酒：治远年近日偏正头风。用牛脑一个切片，白芷、川芎末各三钱，同入瓷器内，加酒煮熟，乘热食之，尽量而醉，醉后即卧，卧醒疾若失。

猪脏[4]酒：治赤白癜风。用猪脏一具，酒浸一时，饭上蒸熟食。不过十具愈。又方，白煮猪肚一枚，食之顿[5]尽，三个愈。切忌房事。

注

①具：量词，相当于“个”，此处相当于动量词“顿”。

②合：中国古代的容量单位，一升的十分之一。

③臛（huò）：肉羹。

④脏（shèng）：肚肉。

⑤顿：立刻。

寒门

干姜粥：治一切寒冷，气郁心痛，胸腹胀满。用白米四合，入干姜、良姜各一两，煮食。

生姜煎：治反胃羸弱。生姜切片，麻油煎过为末，煮粥调食。

生姜酒：治霍乱转筋，入腹欲死，心腹冷疼。生姜三两捣，陈酒一升，煮两三沸服，仍以渣贴疼处。

生姜醋浆：治呕吐不止。生姜一两，醋浆两合，银器煎取四合，连渣嚼呷。又杀腹内长虫。

茱萸粥：治心气痛不止，胸腹胀满。用吴茱萸二分，和米煮粥食之。又方，川椒茶（治同上）。

丁香熟水：治亦同上。丁香一二粒打碎，入壶倾滚水在内，其香勃然，大能快[①]脾利气，定痛辟寒。

肉桂酒：治感寒身体疼痛。用辣桂末二钱，温酒调服。腹痛泄泻，俗以生姜、吴萸、擂酒俱效，如跌扑伤坠疼痛，瘀血为患，宜用桂枝。

豆蔻汤：治一切冷气，心腹胀满，胸膈痞滞[②]，哕逆[③]呕吐，泄泻虚滑，水谷不消，困倦少力，不思饮食。用肉豆蔻仁四两，面裹煨，甘草炒一两，白面炒四两，丁香五分，盐炒五钱，共为末，每服二钱，沸汤点服，空腹妙。

注

①快：形容身体感觉轻松爽快。
②痞滞：中医指胸腹间气机阻塞不舒的一种症状。
③哕逆：恶心干呕。

暑门

绿豆粥：解暑渴。用绿豆淘净，下汤煮熟，入米同煮食之。

绿豆酒：治同上。用绿豆蒸熟，浸酒服。又方，加黄连少许。

桂浆：解暑渴，去热生凉，益气消痰。官桂末一两，白蜜二两，先以水二斗煎至一斗，候[1]冷入瓷坛中，入桂、蜜二味，搅一二百余遍，先用油纸一层，外加绵纸数层，以绳封之。每日去纸一重，七日开之，气香味美，或以蜜封，置井中一日，冰冷可口。每服一二杯，百病不作。

注

①候：等待。

湿门

薏苡粥：去湿气肿胀，利肠胃，功胜诸药。用薏米淘净，对配白米煮粥，入白糖一二匙食。

郁李仁粥：治水肿，腹胀喘急，二便不通，体重痛痹，转动不能，脚气[1]亦宜。郁李仁二两，研汁，和薏米五合，同米煮粥食。

赤豆粥：利小便，消水肿脚气，辟邪疠[2]。赤豆淘净，同陈仓米对配煮粥，空腹食。

赤小豆饮：治水气胀满，手足浮肿，气急烦闷。赤豆三升，樟柳枝一升，同煮豆熟为度，空心，去枝，取豆食，渴则饮汁，勿食他物，自效。

桑皮饮：治水肿，腹胀喘急。用桑根白皮四两，和米四合，煮烂可食。

紫苏粥：治老人脚气。用家园紫苏细捣，入水取汁煮粥，将熟，量加苏子研汁，搅白食之。

鲤鱼臛：治水肿，满闷气急，不能食，皮肤欲裂，四肢常疼，不可屈伸。用鲤鱼十两，葱白一握，麻子一升，取汁煮作羹臛，入盐、豉、姜、椒，调和，空心慢食。又方，鲤鱼二斤，陈皮二两，煮烂，入青盐[3]少许，拌匀空食。

注

①脚气：即脚气病，又名脚弱，是古医籍中记载的常见疾病之一。

②疠：恶疾。

③青盐：青海省对地产石盐的俗称。又称“湖盐”“岩盐”。其性味咸寒。具有凉血、明目的功效。治尿血，吐血，齿舌出血，目赤痛，风眼烂弦，牙痛。煎汤或入丸散；外用研末揩牙或水化漱口、洗目。

苍术酒：治诸般风湿，疮疡脚气下重。苍术三十斤，洗净打碎，以东流水三石[1]，浸二十日，去渣，以汁浸曲，如家造酒法，酒熟任饮，不拘时，忌桃李。

松节酒：治冷风虚弱，筋骨挛痛，脚气缓痹[2]。一方，松叶酒，治同造同。用松节煮汁，同曲米酿酒饮。松针捣煎亦可。

白石英酒：治风湿周痹，肢节湿痛，肾虚耳聋。白石英、磁石，煅，醋淬[3]七次，各五两，绢袋盛浸酒中五六日，温饮，如少加酒，尽其力可也。

逡巡酒：补虚益气，去一切风痹湿气，耐老延年，久服自效。造法：三月三日，收桃花三两三钱；五月五日，收马兰花五两五钱；六月六日，收脂麻花六两六钱；九月九日，收黄甘菊九两九钱。已上俱阴干，十二月八日取腊水三斗。待春分，取桃仁四十九粒，去皮尖。白面十斤。同前花和作曲，纸包阴干，四十九日听用。欲造酒，煮糯米饭一升，白水一瓶，曲一丸，用曲一块，封良久，酒即成矣。如淡再加曲一丸。

五加皮酒：去一切风湿痿痹，壮筋骨，填精髓。五加皮洗净去梗，煎汁。和面米酿成饮之。或切碎袋盛浸酒，煮饮。或加当归、牛膝、地榆等。

仙灵脾酒：治偏风不遂，强筋壮骨。仙灵脾一斤，袋盛浸无灰酒二斗，封固三日饮之。

女贞皮酒：治风虚，补腰膝。女贞皮切片，浸酒煮饮之。

薏苡酒：去风湿，强筋骨，健脾胃。用薏

米粉，同面米酿之，或将袋盛，煮酒饮之亦可。

海藻酒：治瘿气[4]。用海藻一斤，洗浸，无灰酒日夜细饮。

黄药酒：治诸瘿气。用万州黄药切片一斤，袋盛浸酒煮饮。

注

①石（dàn）：古代计量单位，十斗为一石。

②痹：病名。临床以关节肌肉痛和肢体拘急、影响屈伸为证。又泛指病邪阻闭经络、脏腑所致的多种疾病。

③淬（cuì）：中药制作方法。把药物（如磁石、代赭石、自然铜等）用火烧红，立即投入醋中或水中，这样反复多次叫淬。

④瘿气：又称为气瘿，指由于素体阴虚，肝郁化火，气滞痰结所致，以汗多、心悸、易饥消瘦、手指震颤、急躁易怒、眼球外突及颈前肿大为特征的病证。

燥门

生地粥：滋阴润肺，及妊娠胎漏[1]，下血目赤。生地捣汁，米二合，煮熟入汁一合，调匀再煮，加熟蜜少许，空心服[2]。

麻苏粥：治产后血晕，汗多便闭，老人血虚，风闭[3]，胸腹不快，恶心吐逆[4]。用家园苏子、麻子各五钱，水淘净微炒，研如泥，水滤取汁，入米煮粥食之。

百部酒：治久近一切咳嗽。百部切炒，袋盛浸酒，频频饮之。

蜜酒：孙真人治风疹[5]风癣[6]，肌肤燥痒。沙蜜一斤，糯米饭一斤，曲五两，熟水五升，同入瓶内，封七月成酒。寻常以蜜入酒代之。

人乳粥：润肺通肠，补虚养血。用壮实无疾女人乳汁，俟粥半熟，去汤下乳，代汤煮熟，置碗中，加酥油一二钱，调匀食。

槐枝酒：治大麻痿痹。槐枝煮油，如常酿酒法。

巨胜酒：治风虚痹弱，腰膝疼痛。巨胜子[7]二升，炒薏米二升，生地半斤，袋盛浸酒饮。

蚕砂酒：治风缓麻痹，诸节不遂，腹内宿痛。原蚕砂炒黄，袋盛浸酒服。

紫酒：治中风，口偏不语，角弓反张，鼓胀不消。鸡屎白[8]一升，炒焦，投酒中，待紫色频饮。

注

①胎漏：中医病名。《医学入门》："不痛而下血者为胎漏。"多因孕后气血虚弱或肾虚导致冲任不固，不能摄血养胎。

②空心服：空腹服药，即在饭前服药。

③风闭：病名。闷瘖之一。患麻疹出疹时感受风邪，闭塞汗孔，导致恶寒鼻塞，毛窍竖起，气粗喘闭，甚者手足拘挛，眼白足冷，大便清利。

④吐逆：胃气上逆呕吐的意思。胃气以降为顺，上则为逆，故称"吐逆"。

⑤风疹：病名。又名风痧。是一种较轻的出疹性传染病，多见于婴幼儿，流行于冬春季节。

⑥风癣：诸癣证之一，多因恶风冷气客于肌肤、搏于气血而成。相当于体癣。

⑦巨胜子：即黑芝麻。

⑧鸡屎白：出自《神农本草经》，又名鸡矢（《素问》）、鸡子粪（《本草经集注》）、鸡粪（《千金方》）。为雉科动物家鸡粪便上的白色部分。性味苦咸，凉。入膀胱经。可以利水，泄热，祛风，解毒。能够治鼓胀积聚，黄疸，淋病，风痹，破伤中风，筋脉挛急。

火门

甘蔗粥：治咳嗽虚热，口干舌燥，涕吐

稠粘。用甘蔗取汁三碗，入米三合煮粥，空心食之。

竹沥粥：治痰火如神。如常煮粥法，以竹沥下半杯，食之。

绿豆酒：治阴虚痰火诸疾。用绿豆、山药各二两，黄柏、牛膝、元参、沙参、白芍、山栀、天麦冬、花粉、蜂蜜各一两半，当归一两二钱，甘草三钱，以好酒浸之，饮。

黄连酒：有火症及发热，不宜饮酒。盖酒性大热，助病为疟，多致不治。倘遇喜庆事，必欲饮用此。以黄连、绿豆各一钱，枸杞三钱，浸酒饮。

黄白酒：有相火[1]而好饮者宜。如生疮疥及肌肤不泽，用黄柏一两，猪脏四两，生浸饮。一味猪脏浸酒，令妇人多乳，催乳更妙。

小麦汤：治五淋[2]不止，身体壮热，小便满闷。小麦一升，通草二两，水煎。不时可啜，自效。

甘豆汤：治一切烦渴，二便涩少及风热[3]入肾。黑豆二合，甘草二钱，生姜七斤，水煎服。

藕蜜膏：主虚热口渴，大便燥结，小便秘痛。藕汁、蜜各四升，生地汁一升，和匀，慢火熬成膏，每服半匙，口含噙化，不时用，忌煎炒。

竹叶粥：治膈上风热，头目赤痛，止渴清心。竹叶五十片，石膏二两，水三碗，煎至两碗，澄清去渣，入米三合煮粥，加白沙糖二钱食。

四汁膏：清痰降火，下气止血。雪梨、甘蔗、鲜藕、薄荷叶各等分，捣汁，入瓦锅，文火熬膏，频频饮。如无梨，秋白亦可。

注

①相火：即“虚火”，与“君火”相对而言，寄藏于下焦肝肾，有温养脏腑、主司生殖的功能，与君火相配，共同维持机体的正常生理活动。相火过亢则有害。

②淋：病名。表现为小便涩痛，滴沥不尽。又称淋病或淋证。五淋指五种淋证，各家所说不尽相同。

③风热：病证名。风邪和热邪共同致病。临床表现为发热重，恶寒轻，咳嗽，口渴，舌边尖红，苔微黄，脉浮数，甚则口燥、目赤、咽痛、衄血等。

调理脾胃门

凡病后脾胃弱，肌肉瘦，择相宜者食之，以助药力，绝妙。

人参粥：治翻胃吐酸，及病后脾弱。用粟米一合煮粥，入人参末、姜汁各五钱，和匀，空心食。

门冬粥：治咳嗽及翻胃。用麦门冬浸汁，和米煮粥，妊妇食之亦宜。

粟米粥：治脾胃虚弱，呕吐不食，渐加尪羸[①]。粟米、白曲等分，煮粥，空心食，极养胃气。（一人病淋性，不可服药，予令日啖[②]此粥，绝去他味，旬日减，月余痊。饮食妙法。）

理脾糕：治老人小儿脾泄水泻。用松花一升，百合、莲肉、山药、薏米、芡实、白蒺藜各末一升，粳米粉一斗二升，糯米粉三升，砂糖一斤，拌匀蒸熟，炙干食之。一方加砂仁末一两。

苏蜜煎：治噎病吐逆，饮食不进。紫苏叶二两，白蜜、姜汁各五合，和匀，微火煎沸，每服半匙，空心细咽。

姜橘汤：治胸满闷结，饮食不下。用生姜二两，陈皮一两，空心水煎服。

芡实粥：益精气，强智力，聪耳目。用芡实去壳三合，新者研如膏，陈者作粉，和粳米三合，煮粥食。

莲子粥：治同上，健脾胃，止泄痢。莲肉一两，去衣煮烂，研细入糯米三合，煮粥食。

扁豆粥：益精补脾，又治霍乱吐泻。白扁豆半斤，先煮豆烂去皮，入人参二钱，下米煮粥。

山药粥：补下元，固肠止泻。怀庆山药为末四分，配六分米煮食。

茯苓粥：治脾虚泄泻，又治不寐。粳米二合，茯苓末一两，煮好，再下苓末一两，再煮烂食。

萝卜粥：消食利膈。萝卜大者一个，配米二合煮食。

胡萝卜粥：宽中下气，煮法同上。

苏子粥：下气利膈。紫苏子微炒一合，研汁去渣，粥好下汁，再煮食之。

茴香粥：和胃治疝。用小茴香炒，煎汤去渣，入米煮粥食。

胡椒粥、吴茱萸粥：并治心腹疼痛。煮法同上。

莲肉糕：治病后胃弱，不消水谷。莲肉、粳米各炒四两，茯苓二两共为末，砂糖调和，每用两许[3]，白汤送下。

豆麦粥：治饮食不住口，仍易饥饿，近似中消[4]。用绿豆、糯米、小麦各一升，炒熟为末，每用末一升，滚水调服。

清米汤：治泄泻。用蚕米[5]半升，东壁土[6]一两，吴萸三钱，同炒香熟，去土萸，取米煎汤饮。

米饮：治咽中作哽，下食则塞，反胃不止。用杵头糠炒一两，煮米饮，调匀，空心食。

黄鸡馄饨：治脾胃虚弱，少食痿黄，益脏腑，悦颜色。用黄鸡肉五两，白面二两，葱白二合，切作馄饨，入咸椒和之，煮熟空心食。

松子粥：润心肺，和大肠。同米煮粥食。炒面入粥同食，止白痢。烧盐入粥同食，止血痢。

注

①尫羸（wāng léi）：瘦弱。

②啖（dàn）：吃。

③两许：一两左右。

④中消：病名。又称消中、痟中、消脾。以善饥多食、形体消瘦为主要症状，或见小便甜。属脾胃燥热。本证可见于糖尿病、甲状腺功能亢进等。

⑤蚕米：即糙米，是指除了外壳之外都保留的全谷粒。也就是含有皮层、糊粉层和胚芽的米。由于口感较粗，质地紧密，煮起来也比较费时，但是糙米的营养价值比精米要高。

⑥东壁土：中药名。古旧房屋东边墙壁上的土，性味甘温，无毒。

气门

杏仁粥：治上气咳嗽。扁杏仁去皮尖二两，研如泥，或加猪肺，同米三合，煮食。

莱菔子粥：治气喘。用莱菔子，即萝卜子三合，煮粥食。

猪肾粥：治脚气顽痹，行履不便，疼痛不止。猪肾两枚，切碎，葱白五茎，米三合，同煮，临熟加盐、豉、椒，调和食之。

羊肾粥、鹿肾粥：法同治同。

鸡肝粥、羊肝粥：并补肝明目，煮法同上。

鹿胶粥：治诸虚，助元阳。煮粥入胶，熔化即是。

虎骨酒：治臂胫疼痛，历节风[1]，肾虚膀胱气痛。虎胫骨一具，炙黄打碎，同曲米，如常造酒饮。

霹雳酒：治疝气偏坠，妇女崩中下血，胎产不下。用铁锤火烧赤，淬入酒中饮之。

注

①历节风：又名白虎风、痛风。《圣济总录》卷十："历节风者，由血气衰弱，为风寒所侵，血气凝涩，不得流通关节，诸筋无以滋养，真邪相搏，所历之节，悉皆疼痛，故为历节风也。痛甚则使人短气汗出，肢节不可屈伸。"简称"历节"，以关节红肿、剧烈疼痛、不能屈伸为特点。多由肝肾不足而感受风、寒、湿邪，入侵关节，积久化热，气血郁滞所致。因其主要病变为关节剧痛，发展很快，又称为"白虎历节"。如因寒湿偏胜，则以关节剧痛不可屈伸为主证。类于急性风湿性关节炎、类风湿性关节炎、痛风等疾患。

血门

阿胶粥：止血补虚，厚肠胃，又治胎动不安。糯米煮粥，临熟入阿胶末一两，和匀食。

桑耳粥：治五痔下血[1]，常烦热羸瘦。桑耳二两，取汁，和粳米三合，煮熟，空心食。

槐茶：治风热下血，明目益气，止牙疼，利脏腑，顺气道。嫩槐叶蒸熟晒干，每日煎如茶法。

柏茶：止血滋阴。侧柏叶晒干，煎汤代茶饮。

醍醐酒：治鼻衄[2]不止。萝卜自然汁，入好酒一半，和匀温服。

韭汁酒：治赤痢，又治心痛，以其散气行血。连白韭菜一把，去梢取汁，和酒一杯温服。

马齿苋羹：治下痢赤白，水谷不化腹痛。马齿苋菜煮熟，入盐、豉，或姜、醋，拌匀食之。

猪脏片：治肺损，嗽血咯血。猪脏切片，煮熟，蘸苡仁末，空心服，如肺痈，米饮调下。

羊肺肝肾：治吐血咯血[3]，损伤肺、肾

及肝，随脏引用，或肺或肝或肾，煮熟切片，蘸白芨末食。欲使血从何经来，用水一碗，吐入水中，浮者肺也，沉者肾也，半浮半沉者肝也。

注

①五痔：病名。肛门痔五种类型的合称。《备急千金要方》卷二十三："夫五痔者，一曰牡痔，二曰牝痔，三曰脉痔，四曰肠痔，五曰血痔。"下血：即便血。

②鼻衄（nǜ）：即鼻出血。

③咯血：指喉部、气管、支气管及肺实质出血，血液经咳嗽由口腔咯出的一种症状。凡痰中带有血丝或痰血相兼，或纯鲜血，均为咯血。

痰门

苏子[1]酒：主消痰下气，润肺止咳。家紫苏子炒研，绢袋盛之，浸酒中，日日饮之。

注

①苏子：即紫苏子，中药名。为唇形科植物紫苏的

成熟果实。具有降气化痰、止咳平喘、润肠通便的功效。

阴虚门

忌酒

芡实粥：见前脾胃门。

枸杞粥：治肝家火旺血衰，益肾气。甘州枸杞一合，米三合，煮食。又方，采鲜叶如常煮粥食，入盐少许，空腹食佳。

鳗鱼臛：补虚劳[1]，杀虫，治肛门肿痛，痔久不愈。鳗鱼细切，煮作臛，入盐、豉、姜、椒，空心食。

牛乳粥：补虚羸。如常煮粥，内加入牛乳和匀食。

羊肝粥、鸡肝粥、鸡汁粥：并治虚劳。

注

①虚劳：病名。又作虚痨。正气损伤所致的虚弱和具传染性，表现为虚弱证候的疾病。

阳虚门

羊肉羹：治下焦虚冷，小便频数。羊肉四两，羊肺一具，细切，入盐、豉，煮作羹，空心食。

胡桃粥：治阳虚腰疼及石淋[①]、五痔。胡桃肉，煮粥食。又浸酒方，加小茴香、杜仲、补骨脂。

桂花酒：酿成玉色，香味超然，非世间物也。

羊羔酒：大补元气，健脾胃，益腰肾。宣和化成殿方，用糯米一石，如常浸浆取蒸，再入肥嫩羊肉七斤，曲十四两，杏仁一斤，同煮烂，连汁拌饭，加入木香一两，剉同酿，勿犯水，十日熟。

注

①石淋：五淋之一，表现为尿中夹有砂石，排尿涩痛，或排尿时突然中断，尿道窘迫疼痛，少腹拘急，往往突发，一侧腰腹绞痛难忍，甚则牵及外阴，尿中带血等。

诸虚门

参归腰子：治心气，虚损自汗[1]。人参五钱，当归四两，猪肾一枚，细切，同煮食之，以汁送下。或用山药捣丸，如桐子大，每服三十丸，空心温酒下。多服乃佳。

煨肾法：治肾虚腰痛。猪肾一枚，薄切五七[2]片，以椒、盐，淹去腥水，以杜仲末三钱在内，包以薄荷，外加湿纸，置火内煨熟，酒下。如脾虚，加补骨脂炒末二钱。

猎肾酒：治同上。用童便二钟，好酒一钟，以瓷瓶贮之，取猪肾一对，入内，黄泥封固，日晚时以慢火养熟，至中夜止，五更初，以火温之，发[3]瓶饮酒，食腰子。病笃者只一月效。平日虚怯，尤宜食，绝胜金石草木之药也。

猪肚方：治虚羸乏气。人参五钱，干姜、胡桃各二钱，葱白七茎，糯米三合，为末，入猪肚内扎紧，勿以泄气，煮烂空心服，以好酒一二杯送之。

牛乳方：老人最宜。补心脉，安心神，长肌肉。为人子者，常常供之，或为乳饼、乳腐，较诸物胜。

山药酒：补虚损，益颜色，又治下焦虚冷，小便频数。用酥一匙，于铛中熔化，入山药末，熬令香，入酒一杯，调匀，空心饮。

生栗方：治脚气及肾气损，脚膝无力。用生栗蒸熟风干，每日空心食十枚，效甚。

水芝丸：补五脏诸虚。莲肉一斤去心，入猪肚内扎定，煮烂捣丸，如桐子大，每三四十丸，空心酒下。

注

①自汗：病名。指清醒时不因劳动而白昼时时汗出，动辄益甚者。多因病后体虚、表虚受风、思虑烦劳过度、情志不舒、嗜食辛辣等所致。

②五七：旧时数目表达方法，指两数相乘之积，为三十五。

③发：开发，开启。

以上诸方，其治病之功，胜于药石。人但知药能治病，而不知食能治病。孙真人有言曰：医者先晓病原，知其所犯，以食治之，食疗不愈，然后议药。不特老人小儿相宜，凡颐养[1]及久病厌药者，亦未为不可也。

注

①颐（yí）养：保养。

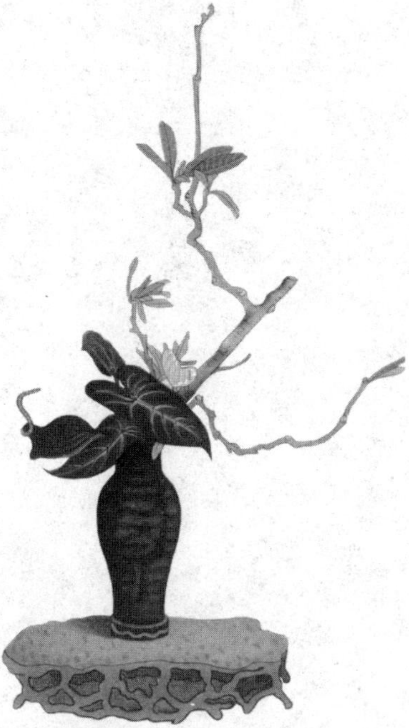

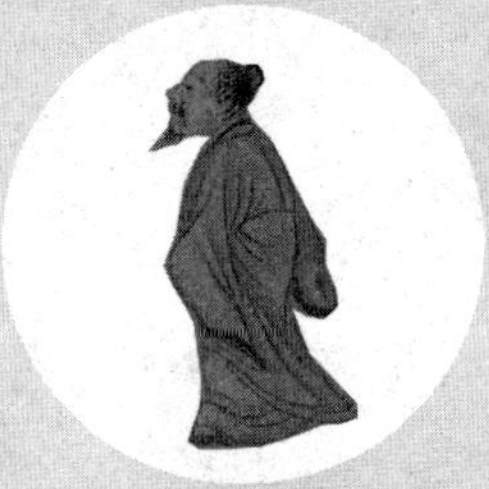

寿世青编